365 Brain Fitness
365 브레인 피트니스

박흥석
- 현) 베리브레인 심리센터 부대표
- 연세대학교 보건대학 작업치료학과 박사 수료
- 전) 삼성서울병원 재활의학과 작업치료사
- 전) 더봄 뇌건강 신경심리센터 & 인지재활연구소 작업치료사

안이서
- 현) ㈜더봄 뇌건강 신경심리센터 & 인지재활연구소 대표
  한양사이버대학교대학원 상담 및 임상심리 겸임교수
- 성균관대학교 대학원 인지심리학 박사
- 전) 삼성서울병원, 서울아산병원, 인하대병원, 국민건강보험 일산병원 신경심리사
- 전) 더봄 뇌건강 신경심리센터 & 인지재활연구소 소장

이혜미
- 현) 베리브레인 심리센터 대표
- 아주대학교 대학원 임상심리학 석사
- 전) 삼성서울병원 신경과 임상심리전문가 수련
- 전) 국민건강보험공단 일산병원, 삼성서울병원, 강남세브란스병원 임상심리전문가
- 전) 더봄 뇌건강 신경심리센터 & 인지재활연구소 총괄 대표

매일매일 뇌의 근력을 키우는 치매 예방 문제집

365 Brain Fitness
365 브레인 피트니스

박흥석 · 안이서 · 이혜미 지음

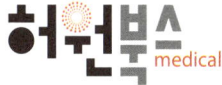

추천사

진료실에서 치매를 걱정하는 환자와 보호자들에게 제가 늘 들려주는 말이 있습니다. 두뇌활동을 많이 하고, 신체 운동을 꾸준히 하며, 사회활동을 유지해 나가라는, 어찌 보면 다분히 상식적인 이야기입니다. 많은 역학 연구를 통해 어느 정도 효능이 입증된 방법이지만, 설명을 마치고 나면 언제나 마음 한구석에 부족함이 자리합니다. 도대체 무엇을 구체적으로 어떻게 하라는 말인지 듣는 이의 입장에서는 답답할 것을 알기 때문입니다.

"사람들이 치매 예방을 위해 집에서 손쉽게 할 수 있는 것은 없을까?" 마땅한 방법이 없어 아쉬워하던 차에 《365 브레인 피트니스》를 접하게 되었습니다. 이 책은 치매를 예방하고 진행을 막기 위한 인지훈련 학습지, 즉 치매 예방 문제집입니다. 1년 365일 매일 3쪽씩 재미있는 문제를 풀도록 구성되어 있지요. 문제들은 기억력, 언어, 시공간 능력, 전두엽 기능 등 두뇌의 전체 영역을 골고루 사용하도록 다채롭게 만들어져 있습니다.

치매는 누구에게나 찾아올 수 있는 반갑지 않은 손님입니다. 특히 스트레스가 많은 현대사회에서 그 발병 위험은 갈수록 높아지고 있지요. 뇌 운동이 중요한 이유가 바로 여기에 있습니다. 매일 규칙적으로 뭔가를 하며 머리를 쓰는 일은 뇌를 튼튼하게 하는 운동(brain fitness)이 됩니다. 이러한 운

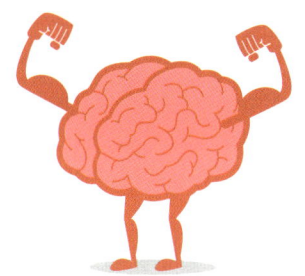

동은 뇌 건강을 유지하는 데 매우 큰 효과를 내지요.

사실 평생교육이라는 마음가짐으로 두뇌 운동을 게을리하지 않는 것이야말로 뇌 건강을 유지하는 비결 아닌 비결이라 할 수 있을 것입니다. 그런 의미에서 이 책은 치매를 두려워하는 분들에게 매우 유용한 학습지가 될 것으로 생각합니다.

특히 50세 이상 성인 중에서 기억력 저하를 걱정하거나 가벼운 인지장애가 있는 분이라면 이 책을 이용해 보시라고 권하고 싶습니다. 잠시 짬을 내어 매일 문제를 풀어 보는 것만으로도 치매 예방을 위한 좋은 투자가 될 것입니다.

이재홍
서울아산병원 신경과 교수

들어가며

★ 치매란 무엇인가요?

치매란 기억장애를 포함하여 여러 인지기능(언어 능력, 시공간 능력, 전두엽 집행기능)에 장애가 발생하고, 이런 인지장애가 일상생활을 하는 데 지장을 주는 것을 말합니다. 다시 말해 인지장애로 가사생활, 취미생활, 직장생활, 사회생활을 이전처럼 혼자 해낼 수 없고, 다른 사람의 도움이 필요한 상태를 의미합니다.

★ 치매는 어떻게 진행되나요?

치매는 뇌졸중, 감염, 뇌외상 등으로 갑자기 오기도 하지만, 알츠하이머병(Alzheimer's disease)과 같은 경우 대부분 서서히 나타납니다. 그 과정은 보통 '정상 → 주관적 인지장애 → 경도인지장애 → 치매'의 순으로 점진적으로 진행되지요. 현재 자신의 상태가 어느 단계에 이르렀는지 판단하기 위해서는 다음의 세 가지 질문을 해봐야 합니다.

첫째, 기억력 등의 인지장애를 호소하는가?
둘째, 객관적인 인지기능검사(신경심리검사)에서 장애가 나타나는가?
셋째, 일상생활 수행능력에 문제가 있는가?

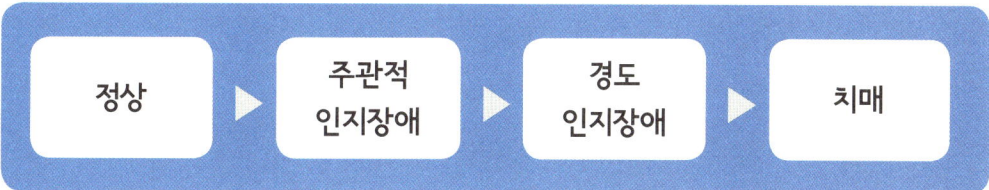

　이 세 질문에 따라 각 단계의 상태를 살펴보면, '정상'은 본인이 기억력이나 다른 인지기능의 문제를 주관적으로 호소하지 않고, 객관적인 신경심리검사에서 문제가 나타나지 않으며, 일상생활 수행능력에도 어려움이 없는 상태를 의미합니다.

　'주관적 인지장애'는 본인이 기억력이나 다른 인지기능의 문제를 주관적으로 호소하지만, 객관적인 신경심리검사에서는 문제가 나타나지 않고, 일상생활 수행능력도 이전과 같이 잘 유지되는 상태를 말합니다. 정상적인 노화 과정으로 볼 수 있지요.

　'경도인지장애'는 치매의 전조 증상을 보이는 단계이기에 주의를 필요로 합니다. 본인 스스로 기억력이나 다른 인지기능에 문제가 있음을 인지하며, 직장 동료나 가까운 보호자처럼 제3자의 눈에도 이상 징후가 감지됩니다. 객관적인 신경심리검사에서도 인지기능의 문제가 발견되나, 일상생활을 하는 데 영향을 미칠 정도는 아니어서 이전과 같은 생활은 유지할 수 있는 상태입니다. 연구마다 조금씩 차이가 있기는 하지만, 65세 이상의 노인 가운데 경도인지장애의 유병률은 약 25%이며, 매년 이들 중 약 10~15%가 치매로 발전하는 것으로 알려져 있습니다. 따라서 경도인지장애 단계라고 해서 안심할 것이 아니라, 치매 예방을 위한 치료 및 보호자의 지속적인 관심이 필요합니다.

　'치매'는 본인은 물론이고, 보호자가 보더라도 기억력이나 다른 인지기능의 문제가 뚜렷이 인식되고, 객관적인 신경심리검사에서도 인지장애가 여러 영역에 걸쳐 관찰되며, 이러한 인지장애로 인해 혼자서 일상생활을 수행할 수 없는 상태를 의미합니다.

★ 치매의 원인과 종류는 무엇인가요?

많은 사람이 '치매'를 '병명'으로 알고 있습니다. 하지만 '치매'는 위에서 설명한 것처럼 인지기능에 심각한 장애가 발생하고, 이로 인해 혼자 일상생활을 할 수 없는 '상태'를 의미하는 용어입니다. 이런 '치매' 상태를 발생시키는 질환은 매우 다양합니다. 여러 연구를 통해 지금까지 발견된 질환의 수만 약 50여 종에 이르지요. 우리가 익히 잘 알고 있는 '알츠하이머병' 또한 치매를 일으키는 원인 중 하나입니다. 이처럼 원인이 되는 병이 다양하다 보니, 환자마다 치매로의 진행 양상이 제각각이고, 치료 방법도 달라집니다. 원인 질환에 따라 상태가 계속해서 나빠지고 이전 모습으로 되돌아가지 않는 퇴행성 치매가 있는가 하면, 재활이나 약물을 통해 치료가 가능한 치매도 있습니다.

아래에 치매를 일으키는 다양한 원인 질환 가운데 대표적인 질환 몇 가지를 소개합니다.

• 알츠하이머병 (Alzheimer's disease)

알츠하이머병은 퇴행성 치매의 대표적인 질환입니다. 치매의 절반 이상이 알츠하이머병으로 인해 나타나지요. 이 병에 걸리면 뇌에 아밀로이드(amyloid)라는 이상 단백질이 생겨나고 쌓이면서 정상 뇌세포가 손상됩니다. 진행은 서서히 이루어지는데, 제일 먼저 기억장애가 발생합니다. 이

후 이름 대기 장애, 계산 능력의 저하, 방향감각의 저하가 나타나고, 나중에는 남을 의심하거나 공격적인 행동을 보이는 행동장애가 동반됩니다. 그리고 이러한 증상들이 심해지면서 종국에는 독립적으로 일상생활을 할 수 없게 됩니다.

• 혈관 치매 (Vascular dementia)

혈관 치매는 뇌졸중(뇌출혈, 뇌경색)과 같은 뇌혈관 질환에 의하여 뇌 조직이 손상을 입어 치매가 발생하는 경우를 총칭합니다. 종류가 매우 다양한데, 대표적으로는 뇌로 향하는 큰 혈관들이 반복적으로 막히면서 생기는 다발성 뇌경색 치매(multi-infarct dementia), 한 번의 뇌경색으로 인하여 치매가 생기는 전략적 뇌경색 치매(single strategic infarct dementia), 작은 혈관의 막힘이 반복되어 서서히 치매가 생기는 피질하 혈관 치매(subcortical vascular dementia)가 있습니다.

혈관 치매는 갑자기 발생하는 경우가 많으며, 상당 부분 진행되고 나서야 증상이 인지되는 알츠하이머병과 달리 초기부터 한쪽 신체의 마비 증상, 구음장애, 보행장애, 시야장애 등 신경학적인 증상을 동반하는 경우가 많습니다. 뇌졸중이 발생하였다고 해서 반드시 혈관 치매가 되는 것은 아니며, 뇌졸중 발생 후에 객관적인 신경심리검사에서 인지장애가 관찰되며, 이런 인지기능의 문제로 인해 혼자 일상생활을 하기 어려운 상태일 때 혈관 치매로 진단될 수 있습니다. 뇌졸중이 발생했을 당시에는 인지기능에 문제가 발견되었더라도 시간이 지남에 따라서 호전되는 경우도 있기 때문에, 일정 시간이 지난 후에 자세한 신경심리검사를 통해 인지기능의 문제를 확인해야 합니다.

- **전두측두치매 (Frontotemporal dementia)**

전두측두치매는 두뇌의 전두엽에서부터 측두엽까지 위축이 발생하여 이로 인해 인지장애가 생기는 것을 말합니다. 첫 증상은 주로 성격 변화나 이상행동으로 나타나며, 판단력이 떨어지고 감정 조절 및 충동 억제가 잘되지 않아 사람들과의 관계에서 문제가 생기고, 보호자를 곤란하게 하는 경우가 많습니다. 평균 발병 연령은 50-60대로 젊은 편입니다.

★ 뇌의 구조와 역할은 무엇인가요?

아주 오래전 사람들은 인간의 생각과 행동의 원천이 심장이라고 생각했습니다. 그러나 뇌 과학이 발전함에 따라 그것이 심장이 아닌 뇌가 하는 일이라는 것이 밝혀졌지요. 말하고, 기억하고, 판단하는 인간의 모든 행동은 바로 우리 몸무게의 2%밖에 되지 않는 뇌의 활동으로 결정됩니다.

더불어 뇌 과학은 뇌의 구조와 기능 또한 밝혀내었습니다. 인간의 뇌는 상황에 따라서 여러 구조가 동시에 협력하여 기능하기도 하지만, 기본적으로는 각자 서로 다른 기능을 맡으며 분화되어 있습니다. 대표적인 예가 바로 왼쪽 뇌(좌반구)와 오른쪽 뇌(우반구)입니다.

왼쪽 뇌

왼쪽 뇌는 주로 언어와 관련된 기능을 맡고 있습니다. 역사적으로 볼 때 뇌의 인지기능에 대한 연구는 언어에서 시작되었습니다. 따라서 언어기능을 맡는 뇌를 '우세반구'라고 부릅니다. 언어기능이란 사람들과 대화할 때 자신이 하고 싶은 말을 유창하게 표현하고, 상대의 말을 이해하여 상황이나 문장에 맞게 단어를 표현하는 능력을 의미합니다. 학습된 언어를

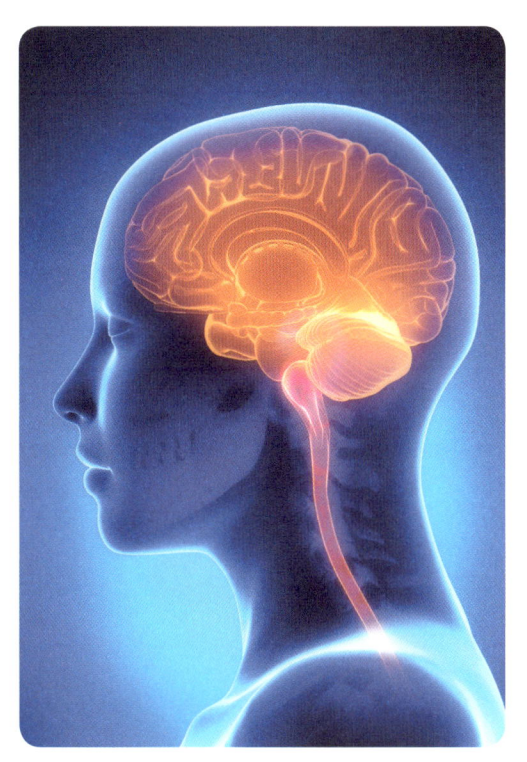

읽고 쓰는 것 또한 포함되지요.

왼쪽 뇌가 하는 일 중 무엇보다 중요한 것은 말이나 글로 이루어진 정보를 듣고 저장한 뒤, 필요할 때 꺼내어 쓸 수 있도록 하는 일입니다. 즉, 왼쪽 뇌는 언어적 정보의 학습과 기억 면에서 핵심적인 역할을 맡고 있습니다.

대부분의 사람은 왼쪽 뇌가 우세반구이며, 오른손잡이 중 96%가 왼쪽 뇌에서 언어기능을 맡고 있습니다. 그렇다면 왼손잡이인 사람은 어떨까요? 많은 사람이 왼손잡이는 오른손잡이와 반대로 오른쪽 뇌에서 언어기능을 맡고 있을 거라고 오해합니다. 그러나 왼손잡이도 70%의 사람들은 왼쪽 뇌에서 언어기능을 맡고 있습니다.

그 밖에도 왼쪽 뇌는 숫자의 계산, 자기 신체의 위치나 이름을 인식하는 일, 도구를 사용하는 방법을 익히고 필요할 때 이를 자연스럽게 사용하도록 하는 일 등 다양한 역할을 맡고 있습니다. 예를 들어 똑같이 젓가락을 보았을 때 우리나라 사람과 서양인의 반응이 어떻게 다를지 한번 떠올려 보세요. 처음 본 젓가락을 어떻게 쓸지 몰라 당황해하는 서양인과 달리, 우리나라 사람은 능숙하게 사용할 수 있을 것입니다. 심지어 젓가락으로 물건을 집는 것을 떠올리기만 해도 뇌가 반응하여 손이 저절로 움직이지요. 그 역할을 왼쪽 뇌가 담당하고 있습니다.

오른쪽 뇌

오른쪽 뇌는 비언어기능을 담당하고 있습니다. 역사적으로 오른쪽 뇌는 비언어기능을 담당하는 '비우세반구'이기 때문에 언어기능을 담당하는 왼쪽 뇌보다 상대적으로 덜 주목을 받았습니다. 그래서 오른쪽 뇌의 기능 연구는 비교적 늦게 이루어졌습니다.

오른쪽 뇌의 기능은 시각적·공간적 정보의 처리와 관계가 있습니다. 사물을 보고 그것이 무엇인지, 또는 사람을 보고 그가 누구인지 알아보는 '무엇what'에 대한 정보처리를 맡고 있지요. 또한 약도나 그림과 같은 2차원 공간에서 사물의 위치를 찾거나, 3차원 공간 내에서 길을 잃지 않고 목적지까지 찾아갈 수 있도록 하는 '어디where'에 대한 정보처리도 담당합니다. 오른쪽 뇌는 이렇게 처리된 시공간 정보를 저장한 뒤에 나중에 필요할 때 꺼내어 쓸 수 있도록 해 줍니다. 시각적 기억 면에서 중요한 역할을 하는 셈이지요. 우리가 갔던 길을 잃어버리지 않고 다음에 다시 찾아갈 수 있는 것도 모두 오른쪽 뇌가 잘 작동한 덕분입니다.

더불어 오른쪽 뇌는 정서나 음악, 미술과 같은 예술적 활동에서도 핵심적인 역할을 합니다.

★ 대뇌는 어떻게 구성되어 있을까?

사람의 뇌는 우리 몸무게의 2% 밖에 차지하지 않지만 심장에서 20%의 혈액을 공급받고 신체가 사용하는 에너지의 25%를 소비하는 부분입니다. 대뇌의 내부 구조를 살펴보면 바깥쪽에 있는 회백질이라는 부분과 안쪽에 있는 백질이라는 부분으로 나눌 수 있습니다. 둘 중에서 바깥쪽에 있는 회백질 부분이 중요한데 이 부분이 바로 인지기능을 담당합니

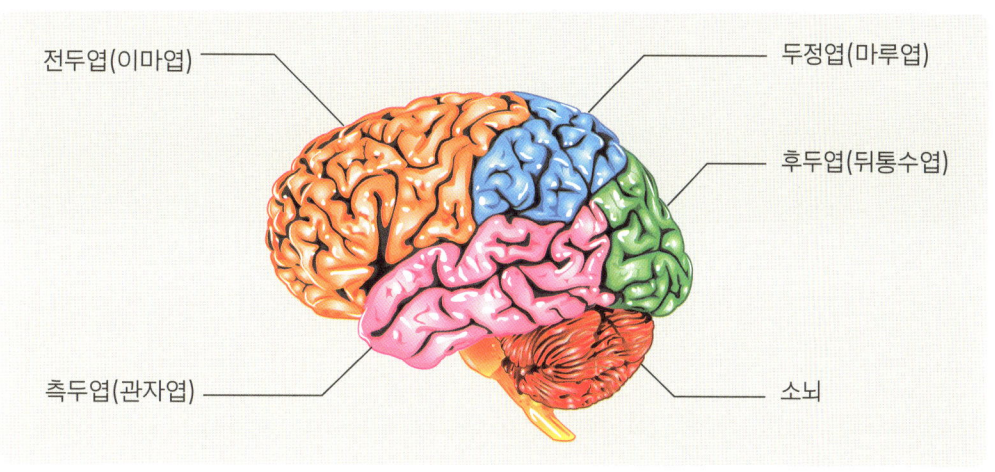

다. 백질은 멀리 떨어져 있는 뇌의 바깥쪽 부분들끼리 정보를 주고 받을 수 있도록 연결해 주는 역할을 합니다. 뇌의 표면이라고 할 수 있는 회백질은 평평한 구조로 되어 있지 않고 구불구불하게 주름져 있어서 더 많은 정보를 효과적으로 처리할 수 있게 만들어져 있습니다. 위쪽으로 올라온 부분은 이랑이라고 부르고 계곡처럼 안쪽으로 들어가 있는 부분을 고랑이라고 부릅니다. 대뇌는 비교적 크게 움푹 들어간 고랑을 따라서 몇 개의 구조물로 나눌 수 있습니다. 가장 앞쪽에 있는 부분을 전두엽(이마엽)이라 부르는데 전두엽은 어떤 목표를 설정하고, 그 목표를 이루기 위해 계획하고, 전략을 짜는 역할을 하고 상황을 판단하고 결정하는 것과 같은 역할을 하게 됩니다. 뇌의 관리자와 같은 역할을 맡고 있다고 할 수 있습니다. 전두엽의 뒤쪽에 있는 부분을 두정엽(마루엽)이라고 부르는데 왼쪽 두정엽은 계산하기, 읽고 쓰기, 도구사용과 관련된 기능, 오른쪽 두정엽은 길찾기 같은 '어디'와 관련된 정보처리를 담당하게 됩니다. 양쪽 귀 옆에 있는 측두엽(관자엽)의 안쪽 깊숙한 곳에 해마라는 중요한 부분이 있는데, 이 부분은 새로운 정보를 학습하고 저장하는 데 핵심적인 역할을 하게 됩니다. 뇌의 가장 뒤쪽에 있는 후두엽(뒤통수엽)은 눈으로 들어온 시각적 정보를 받아서 처리하는 데 중요한 역할을 하게 됩니다.

★ 인지기능과 뇌

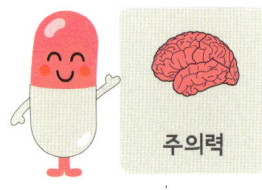
주의력은 모든 인지과제를 수행하는 데 있어 기본이 되는 필수 기능으로, 문제를 푸는 동안 주의가 분산되지 않도록 집중력을 발휘하게 해 줍니다. 특정 영역을 떠나 모든 뇌 영역이 주의력과 관련되어 있다고 볼 수 있습니다.

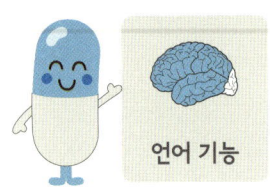
언어기능은 대화할 때 말을 유창하게 하고, 상대의 말을 잘 이해하며, 단어를 적절하게 표현하는 능력을 말합니다. 뿐만 아니라 읽고, 쓰고, 계산하는 능력까지 포함하지요. 주로 왼쪽 뇌의 기능과 관계가 있습니다. 왼쪽 뇌의 전두엽(이마엽)은 말하기, 측두엽(관자엽)은 언어 이해하기, 단어 말하기, 두정엽(마루엽)은 읽기, 쓰기, 계산하기 등을 담당합니다.

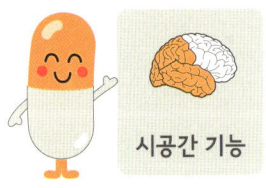
시공간기능은 시각적으로 제시되는 2차원 그림 혹은 물체를 지각하고 인식하는 능력부터, 3차원 공간에서 길을 찾거나 레고 블록을 조립하는 등의 능력을 모두 포함합니다. 주로 오른쪽 뇌의 기능과 관계가 있습니다. 오른쪽 뇌의 측두엽(관자엽)은 물체를 지각하고 인식하는 능력, 두정엽(마루엽)은 공간에서 길을 찾거나 블록을 조립하는 능력을 담당합니다.

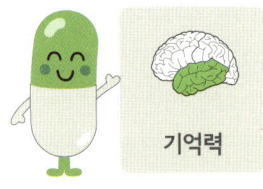
기억력은 새로운 정보를 학습하여 잘 저장해 두었다가 나중에 필요할 때 다시 꺼내어 사용하게 하는 기능입니다. 크게 언어 정보를 기억하는 언어적 기억력과 시각 정보를 기억하는 시각적 기억력으로 나눌 수 있습니다. 주로 해마를 포함하는 양쪽 측두엽(관자엽)이 담당하는데, 왼쪽 측두엽(관자엽)은 언어적 기억력과, 오른쪽 측두엽(관자엽)은 시각적 기억력과 관계가 있습니다.

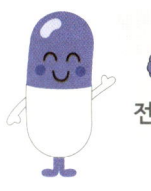

전두엽기능은 다른 말로 집행기능이라고 불려지는데, 세상을 살아가면서 목표를 세우고, 목표에 도달하기 위한 계획을 짜고, 그중에서 가장 좋은 방법을 선택하고, 실제로 실행을 하고, 실행한 방법이 잘 되었는지 평가하는 모든 과정과 관련된 기능입니다. 따라서 뇌의 오른쪽, 왼쪽 전두엽(이마엽)이 모두 관련될 수 있습니다.

★ 신경세포(neuron)는 어떻게 생겼나요?

사람의 신경계는 중추신경계와 말초신경계로 이루어져 있는데, 뇌는 그 중에서도 중추신경계에 속해 있습니다. 그리고 이런 신경계를 구성하는 가장 작은 단위가 바로 '신경세포(neuron)'입니다. 사람의 뇌는 약 1천억 개의 신경세포가 조직적으로 연결된 구조를 띠고 있습니다. 신경세포는 '세포체', '수상돌기', '축삭'이라는 구조물로 이루어져 있으며, 신경세포 간의 연결 부위를 '시냅스'라 부르는데, 각각의 신경세포들이 이를 통해 서로 정보를 주고받을 수 있습니다.

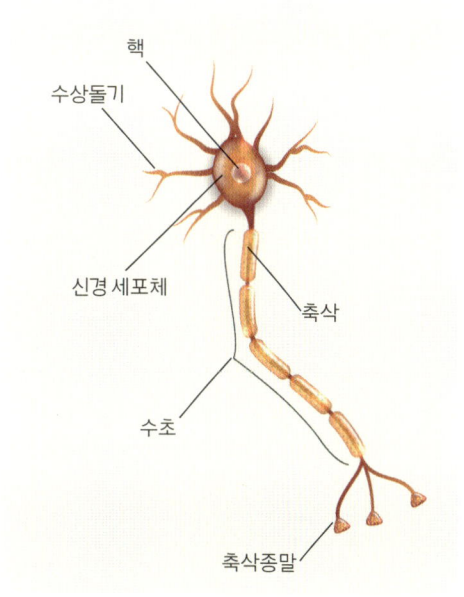

그 과정을 자세히 살펴보면, 우선 자극을 받은 신경세포가 전기신호를 만들어 세포 내에서 전기적 메시지를 전달합니다. 이렇게 만들어진 전기신호는 신경전달물질이라는 화학적 메시지로 바뀌어 다른 신경세포로 전달되지요. 이러한 메시지 전달은 시냅스라는 연결고리가 빽빽하게 많을수록, 또 연결된 신경세포가 손상 없이 튼튼할수록 더 빠르게 전달되어 뇌가 효율적으로 기능하게 됩니다. 반대로 노화나 질병으로 인해 신경세포가 손상되었거나, 시냅스 연결이 끊어졌거나 느슨할수록 뇌 기능이 제대로 작동되지 않고 효율이 떨어집니다.

★ 인지훈련이 중요한 이유는 무엇인가요?

과연 뇌도 훈련을 통해 튼튼해질 수 있을까요? 마치 신체 운동을 하면 몸의 기능이 향상되는 것처럼 말입니다. 이처럼 인지훈련은 인지기능을 향상시키기 위해 지속적인 뇌 운동을 하는 활동을 의미합니다. 기억력, 집중력, 시공간 능력, 언어 능력 및 문제 해결 능력 등 다양한 인지기능을 집중적으로 훈련해 기능을 향상하거나 유지하는 것이지요.

과거에는 인간의 뇌 기능은 나이가 들수록 저하되고, 한 번 저하된 기능은 다시 되돌릴 수 없다는 생각이 지배적이었습니다. 하지만 최근 과학기술과 뇌 연구의 발달로 뇌 가소성(뇌가 변화할 수 있다)에 대한 연구가 활발히 이루어지면서, '뇌는 일생동안 변화하며, 학습과 환경의 변화를 통해 뇌의 변화를 이끌어낼 수 있다'는 증거들이 대거 등장하였습니다. 그리고 이제 뇌는 한 번 안정화되면 변화하지 않는 기관이 아니라, 우리의 노력을 통해 변화시킬 수 있는 기관으로 인식되고 있습니다.

최근 축적된 연구 결과들을 보면, 노년기에서도 뇌 가소성의 잠재력이

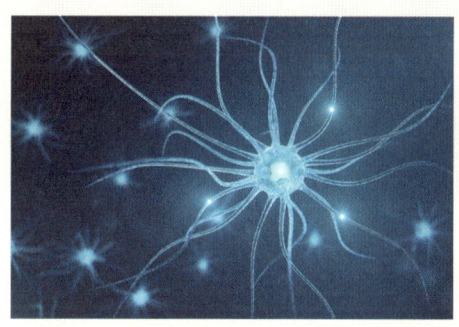 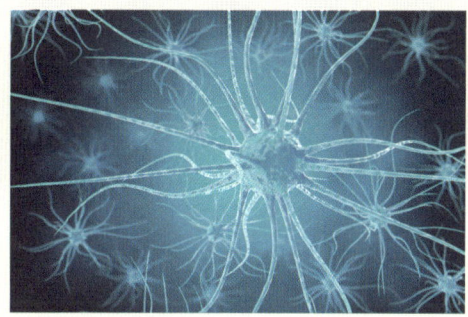

지속적인 인지훈련을 할 때 뇌 속에서 일어날 수 있는 신경망 변화(시냅스 증가)

발견되었으며, '인지훈련이 노년기의 인지기능 저하를 막을 수 있고, 치매의 발병을 늦추는 효과를 보였다'는 보고도 다수 등장합니다. 초기 치매와 경도인지장애 환자를 대상으로 한 연구들 역시 '인지훈련이 저하된 인지기능을 회복시키는 데 효과가 있다'고 밝히고 있으며, 뇌 영상 분석과 같은 최신 기술을 통해 뇌의 직접적인 변화가 입증되기도 했습니다.

이런 맥락에서 기억력, 주의력, 언어 능력 등과 같은 여러 가지 인지훈련 과제를 꾸준히, 그리고 열심히 수행하면 신경세포 간의 연결고리가 튼튼해지고(시냅스의 수가 증가하고), 뇌세포 수가 증가하는 등 뇌에 변화가 일어납니다. 그리고 이러한 변화는 인지기능의 향상으로 이어집니다.

더욱 놀라운 것은 이런 뇌의 변화가 젊은 사람뿐 아니라 노인에게서도 나타난다는 사실입니다. 그렇기 때문에 꾸준하게 인지훈련을 반복한다면 우리 뇌의 시냅스 연결고리를 더욱 튼튼하게 만들 수 있고, 노화로 인해 뇌 기능이 저하되어 치매에 이르는 일 역시 막을 수 있을 것입니다.

★ 치매 예방 문제집 ≪365 브레인 피트니스≫ 활용방법

치매 예방 문제집 ≪365 브레인 피트니스≫는 뇌의 전반적인 영역을 모두 활용할 수 있도록 인지기능을 향상시킬 수 있는 다양한 문제들로 구성되어 있습니다. 목표는 매일 3쪽씩 꾸준히 문제를 푸는 것으로, 하루는 주의력, 언어기능, 시공간기능, 전두엽기능 중 3개의 인지기능을 훈련할 수 있도록 구성되어 있고, 또 하루는 기억력 훈련이 필수적으로 포함되어 있으며, 주의력, 언어기능, 시공간기능, 전두엽기능 중 1개의 인지기능을 함께 훈련할 수 있게 되어 있습니다.

매일 꾸준히 신체적인 운동을 하면 점차 몸에 근육이 생겨 튼튼해지고 건강을 오래도록 유지할 수 있습니다. 마찬가지로 뇌 운동도 매일 꾸준히 하면 뇌에 근육이 만들어집니다. 인지기능 향상에 도움이 되는 문제들을 푸는 것만으로 뇌 기능을 향상할 수 있다는 말입니다. 365일 동안 꾸준히 브레인 피트니스를 실천함으로써 뇌를 튼튼하게 만들고 뇌 건강을 유지하도록 돕는 것이 이 책의 목적입니다.

누구나 손쉽게 뇌를 단련하자!

치매는 눈에 보이지 않게 서서히 진행되며, 뇌에서 문제가 발생한 지 약 10여 년이 지나서야 겉으로 문제가 드러나는 경우가 많습니다. 그렇다면 어떻게 치매를 막을 수 있을까요? 치매 예방의 가장 좋은 길은 남아 있는 건강한 뇌세포를 잘 관리하는 것입니다. 따라서 일찍부터 브레인 피트니스를 시작하는 것이 좋습니다.

≪365 브레인 피트니스≫는 치매 예방을 원하는 분이나 현재의 인지기능을 잘 유지하여 건강한 노후를 보내길 원하는 분들을 위해 만들어졌습니다. '요즘 자꾸 깜박깜박하는데 이게 혹시 치매는 아닐까?', '나중에 내가

혹시 치매 환자가 되는 건 아닐까?'라고 걱정만 하고 계시는 분이 있다면 아직 늦지 않았으니 지금 바로 브레인 피트니스를 시작하시면 됩니다.

매일 20분 정도의 시간을 투자하여 정해진 분량의 문제를 풀어 보세요. 물론 시작이 반이라는 말이 있긴 하지만, 치매 예방 문제집《365 브레인 피트니스》의 핵심은 "매일", "꾸준히" 하는 것입니다. 매일 꾸준히 해야만 의미 있는 변화가 일어나기 때문에 하루도 빠짐없이 뇌 운동을 하는 것이 중요합니다. 그러기 위해서는 꾸준한 노력이 필요합니다.

이 책에는 다양한 난이도의 문제가 섞여 있기 때문에 어떤 문제는 너무 쉽게 느껴질 수 있고, 또 어떤 문제는 너무 어렵게 느껴질 수도 있습니다. 다양한 난이도의 문제를 풀어 보는 것이 뇌에 자극이 되고 도움이 되므로, 쉬운 문제는 가벼운 마음으로 풀어 보시고 어려운 문제는 도전하는 마음으로 풀어 보시기 바랍니다. 문제를 다 풀기 전에 성급하게 답안지를 보지 마시고, 최대한 답을 찾고자 노력하여 하루의 분량을 다 마친 후에 답을 확인해 보세요. 정답을 맞히는 것도 좋은 훈련이 되지만 왜 틀렸는지 이유를 확인하고 찾아가는 과정 역시 훌륭한 뇌 훈련이 되기 때문에 틀렸다고 실망하거나 좌절하지 않으셨으면 합니다. 열심히 고민해 보아도 틀린 부분이 이해가 되지 않는다면 가족들(배우자, 자녀, 손주 등) 또는 친구에게 질문하여 꼭 이해하고 넘어가세요. 뇌에 더욱 단단한 근육이 생기게 될 것입니다.

치매 예방 문제집《365 브레인 피트니스》는 한 권당 한 달 동안 풀 수 있는 문제를 담았으며, 총 12권의 책으로 구성될 예정입니다.

부디 이 책을 통해 건강하고 활기찬 노년을 즐기시길 바랍니다.

저자 일동

일러두기 - 꼭 읽어주세요!

1. 《365 브레인 피트니스》는 **한 권당 1개월** 과정입니다.

2. 《365 브레인 피트니스》는 **하루에 3쪽씩** 주의력, 언어기능, 시공간기능, 기억력, 전두엽기능 중 2~3개의 인지기능을 매일 훈련할 수 있는 문제로 만들어졌습니다.

3. 《365 브레인 피트니스》는 **다양한 난이도**의 문제가 섞여 있습니다. 다양한 난이도의 문제를 풀어 보는 것이 뇌에 자극이 되고 도움이 되기 때문입니다.

4. 《365 브레인 피트니스》는 **문제를 다 풀기도 전에 성급하게 답안지를 확인하지 않는 것**을 권합니다. 정답을 맞히는 것도 좋은 훈련이 되지만 왜 틀렸는지 이유를 확인하고 찾아가는 과정 역시 훌륭한 뇌 운동이 될 수 있습니다. 답을 맞히지 못했다고 실망하거나 좌절하지 마시고, 주위 분들에게 질문하여 꼭 이해하고 넘어가세요. 뇌에 더욱 단단한 근육이 생기게 될 것입니다.

5. 《365 브레인 피트니스》는 **"매일"**, **"꾸준히"** 하는 것이 **핵심**입니다. 1년 365일 동안 브레인 피트니스(뇌를 튼튼하게 하는 운동)를 실천함으로써, 건강한 뇌를 유지하는 데 도움을 받으실 수 있을 것입니다.

365 Brain Fitness
365 브레인 피트니스

04

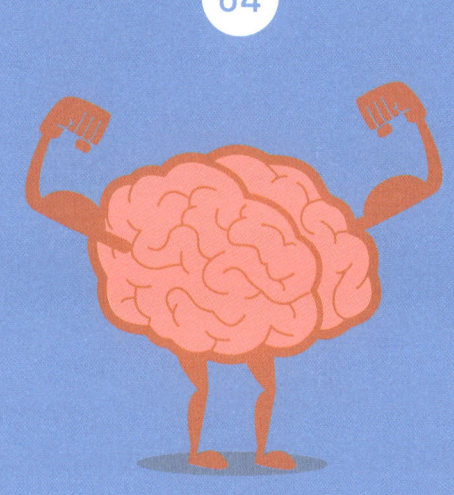

튼튼하고 건강한 뇌를 위해
1년 365일 매일매일 꾸준히 문제를 풀어 보세요!

자, 그럼 시작해볼까요?

1일

날짜: _____ 년 _____ 월 _____ 일 _____ 요일   날씨: _____
시작 시각: _____ 시 _____ 분   마친 시각: _____ 시 _____ 분

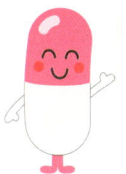 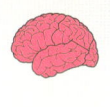

주의력

맨 왼쪽 그림의 모양과 다른 하나를 찾아 각각 ○ 표시해 보세요.

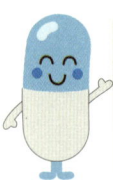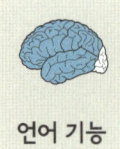
언어 기능

다음 단어들의 상위개념(포괄하는 개념)을 찾고, 범주 내에 들어갈 수 있는 단어들을 적어 보세요.

보기

참새, 비둘기, 꿩
상위개념 | 새
범주 내 단어들 | 닭, 오리, 독수리, 기러기 등

축구, 야구
상위개념 |
범주 내 단어들 |

치즈, 우유
상위개념 |
범주 내 단어들 |

와인, 막걸리
상위개념 |
범주 내 단어들 |

삼겹살, 항정살
상위개념 |
범주 내 단어들 |

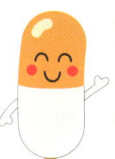 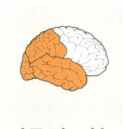

다음 그림을 보고 아래의 질문에 답해 보세요.

앞

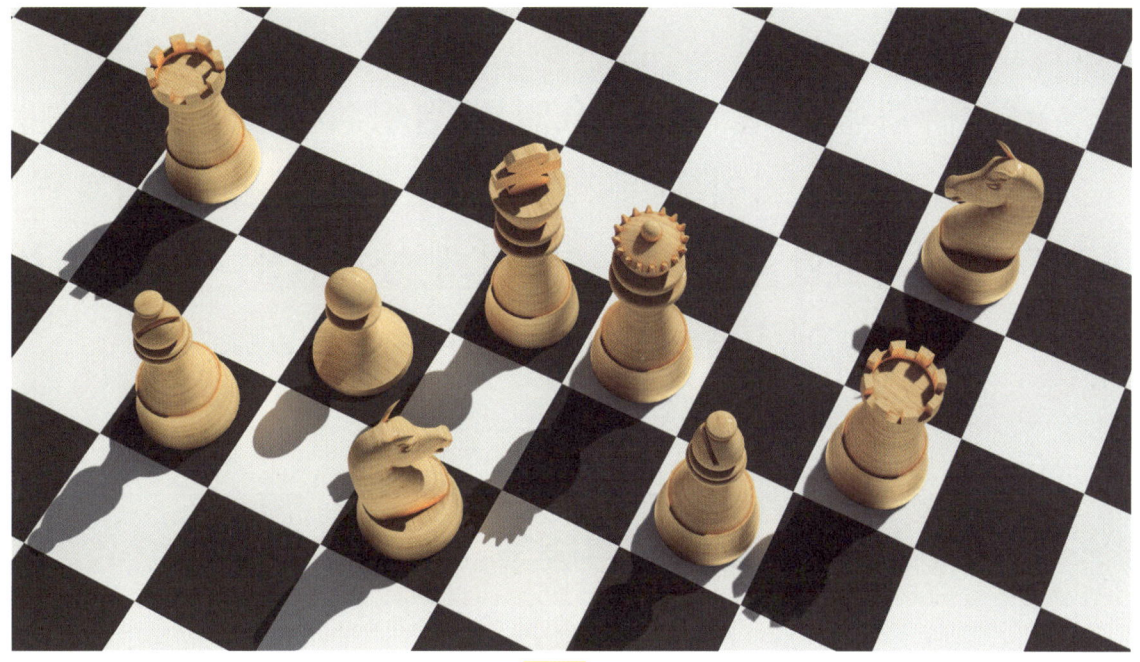

좌　　　　　　　　　　　　　　　　우

뒤

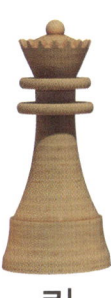 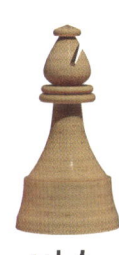 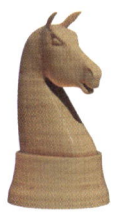 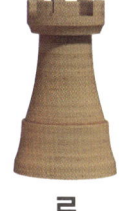 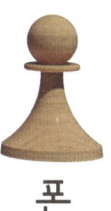

　킹　　　퀸　　비숍　나이트　룩　　　폰

1. 킹에서 뒤로 두 칸, 좌로 두 칸 가면 무엇이 있나요?　(　　　)

2. 퀸에서 우로 두 칸, 앞으로 두 칸 가면 무엇이 있나요?　(　　　)

3. 두 개의 룩은 서로 몇 칸 떨어져 있나요?　　　　　　　(　　　)

4. 폰이 킹의 자리로 가려면 어떻게 움직여야 할까요?　　(　　　)

5. 폰에서 가장 멀리 떨어져 있는 것은 무엇인가요?　　　(　　　)

2일

날짜: _____년 ____월 ____일 ____요일 날씨: _____
시작 시각: ____시 ____분   마친 시각: ____시 ____분

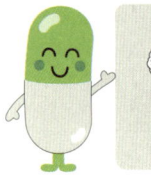 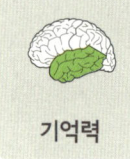

다음은 월, 화, 수요일의 점심식사 식단표입니다. 메뉴를 잘 기억해 두세요. 비슷한 범주로 나눠보면 더 잘 기억할 수 있습니다. 실제 상차림을 떠올려 보는 것도 기억에 도움이 됩니다.

월요일	화요일	수요일
현미밥	영양밥	현미밥
유부주머니 어묵국	풋고추 된장찌개	얼큰 수제비
제육볶음	고등어구이	가지볶음
쌈야채	잡채	멸치볶음
콩나물무침	김구이	샐러드
포기김치	포기김치	깍두기
미숫가루	사과	요플레

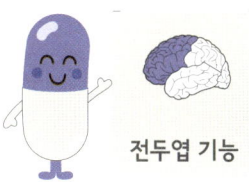

다음 문제를 풀어 보세요.

1. 다음 글을 읽고 글쓴이의 아내가 내일 아침에 일어날 시간을 골라 표시해 보세요.

> 오늘은 화요일이다. 내일은 막둥이가 소풍 가는 날이다. 아내는 평소보다 30분 일찍 일어나서 김밥을 쌀 예정이라고 한다. 수요일마다 아침 회의가 있어서 다른 날보다 30분 일찍 회사에 도착해야 한다. 아침에 준비하는 시간과 회사까지 가는 시간은 모두 90분이 걸리며, 평소에 회사에 도착하는 시간은 9시이다.

① 08:00 ② 07:30 ③ 07:00 ④ 06:30

2. 다음 글을 읽고 글쓴이가 내일 공항에 제시간에 도착하기 위해서는 집에서 몇 시에 출발해야 할지 골라 표시해 보세요.

> 내일은 해외여행을 가는 날이다. 비행기 출발 시간은 오전 10시이다. 리무진 버스를 타고 갈 예정이며, 버스를 타서 공항에 도착하기까지 60분이 걸린다. 출국 수속을 하는 데는 보통 1시간 30분이 소요된다고 한다. 출발 전 공항에서 간단히 아침을 먹을 계획이며, 식사 시간은 30분 정도로 예상하고 있다.

① 08:00 ② 07:30 ③ 07:00 ④ 06:30

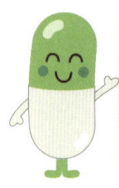
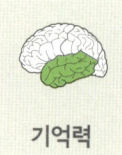
기억력

앞 장(26쪽)의 내용을 떠올리며, 다음 메뉴들을 요일의 식단에 맞게 짝지어 보세요.

월요일	화요일	수요일
영양밥 풋고추 된장찌개	현미밥 얼큰 수제비	현미밥 유부주머니 어묵국
가지볶음, 멸치볶음 샐러드	고등어구이 잡채, 김구이	제육볶음, 쌈야채 콩나물무침
포기김치 미숫가루	깍두기 요플레	포기김치 사과

3일

날짜: _____ 년 ___ 월 ___ 일 ___ 요일 날씨: _____
시작 시각: ___ 시 ___ 분   마친 시각: ___ 시 ___ 분

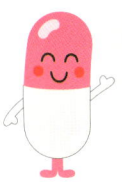 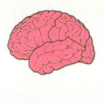

주의력

다음 박스 안에 '강' 글자만 모두 찾아 ○ 표시해 보세요.

감 간 갑 간 감 갓 감 갑 간 간 갑 간 감 간 감 갓
감 감 강 강 강 강 감 갈 감 강 강 강 강 갑
갓 각 강 갖 갇 간 갈 갑 간 갈 감 갇 갑 갓 강 감
간 갖 강 각 갖 같 갇 갚 간 갈 강 강 강 강 간
갈 감 강 간 갇 갈 각 갖 갈 간 강 갈 갇 간 갑 갚
간 감 강 강 강 강 강 감 갚 갖 강 강 강 강 갈
가 감 간 갈 강 간 갑 갈 감 갖 갇 간 강 갑 감 같
각 강 강 강 강 강 강 갈 갖 강 강 강 강 강 강
갈 갖 갈 갑 갇 갚 감 간 갇 갖 갑 간 갈 갑 갇 간

■ 위에서 ○ 표시했을 때 나타나는 단어를 적어 보세요.

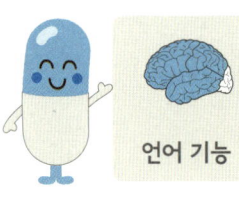

보기 와 같이 알맞은 자음 또는 모음을 넣어 단어를 완성해 보세요. 모두 여름과 관련이 있습니다.

보기	수ㅂ	➡	수박
	ㅍ빙ㅅ	➡	
	ㅎ수ㅇ장	➡	
	ㅈ마	➡	
	일ㅅㅂ	➡	
	ㅂ학	➡	
	태ㅍ	➡	
	ㅅ나ㄱ	➡	
	선ㄱㄹㅅ	➡	
	ㅎ가	➡	
	냉ㅁ	➡	

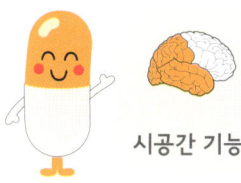

맨 왼쪽의 그림을 보고 똑같이 그려 보세요. 우선 점선을 따라서 그려 보고, 맨 오른쪽 빈칸에는 점선없이 한 번 더 그려 보세요.

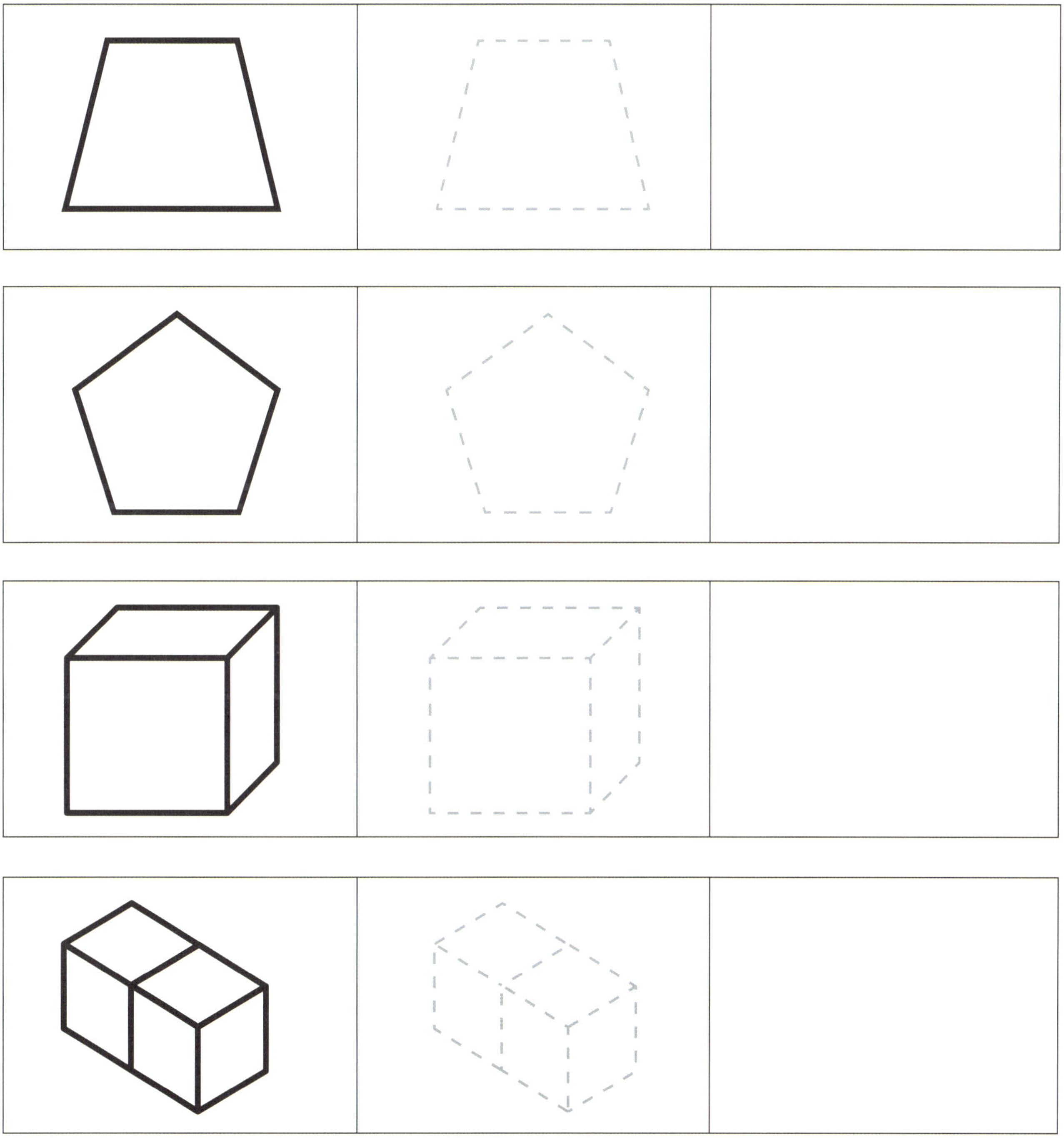

4일

날짜: ____년 ____월 ____일 ____요일   날씨: ____
시작 시각: ____시 ____분   마친 시각: ____시 ____분

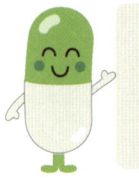
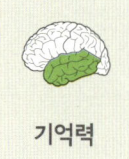
기억력

다음은 놀이터 풍경입니다. 그림을 보면서 (   )에 알맞은 단어를 적어 이야기를 완성시켜 보세요.

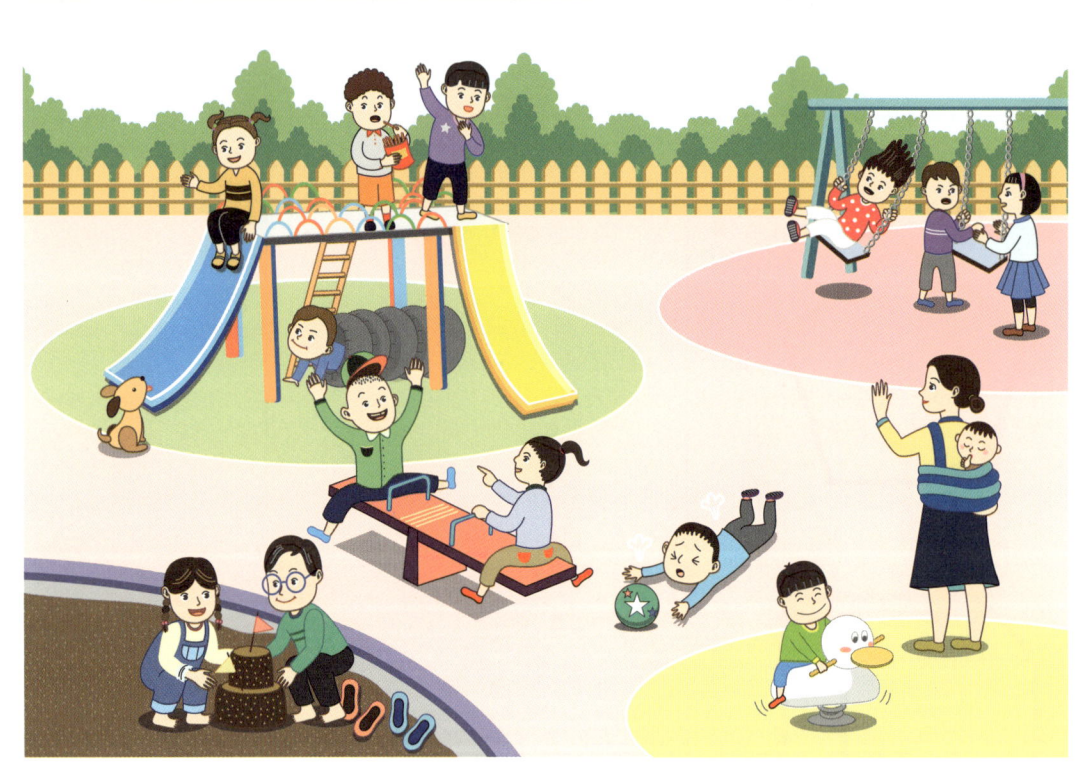

아이들이 놀이터에 모여 놀고 있어요. (   )명의 남자아이와 (   )명의 여자아이가 놀고 있고, 아기를 업은 아주머니가 한쪽에 서 있어요. 남자아이와 여자아이가 (   )를 서로 타려고 싸우고 있네요. 한 아이는 파란색 (   )을 타려고 하고, 강아지가 그 아래에서 기다리고 있어요. 사이좋게 (   )를 타는 남자아이와 여자아이가 있고, 그 옆의 아이들은 함께 (   )를 가지고 놀고 있어요. 저런, 한 남자아이가 공을 잡으려다 넘어졌네요.

그리고 위의 놀이터 그림을 한 번 더 보면서 잘 기억해 두세요.

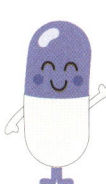 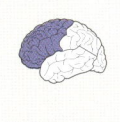

보기의 [기호-숫자] 짝을 잘 보면서, 기호에 맞는 숫자를 차례대로 적고, 각 숫자들의 합을 구해 보세요.

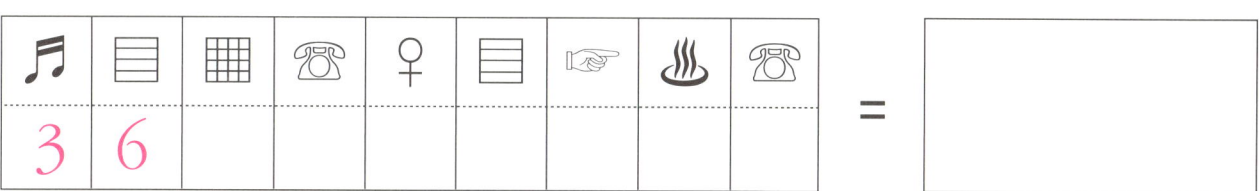

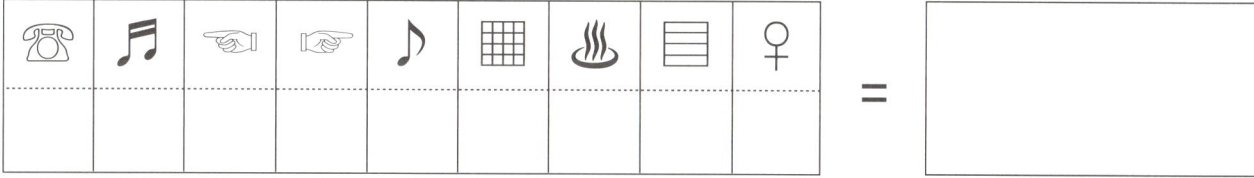

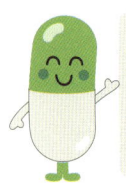 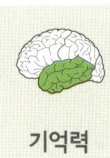

기억력

앞 장(32쪽)에서 본 놀이터 풍경을 떠올려 보세요. 그림을 잘 보고 앞에서 봤던 풍경과 다른 부분에 ○ 표시해 보세요.

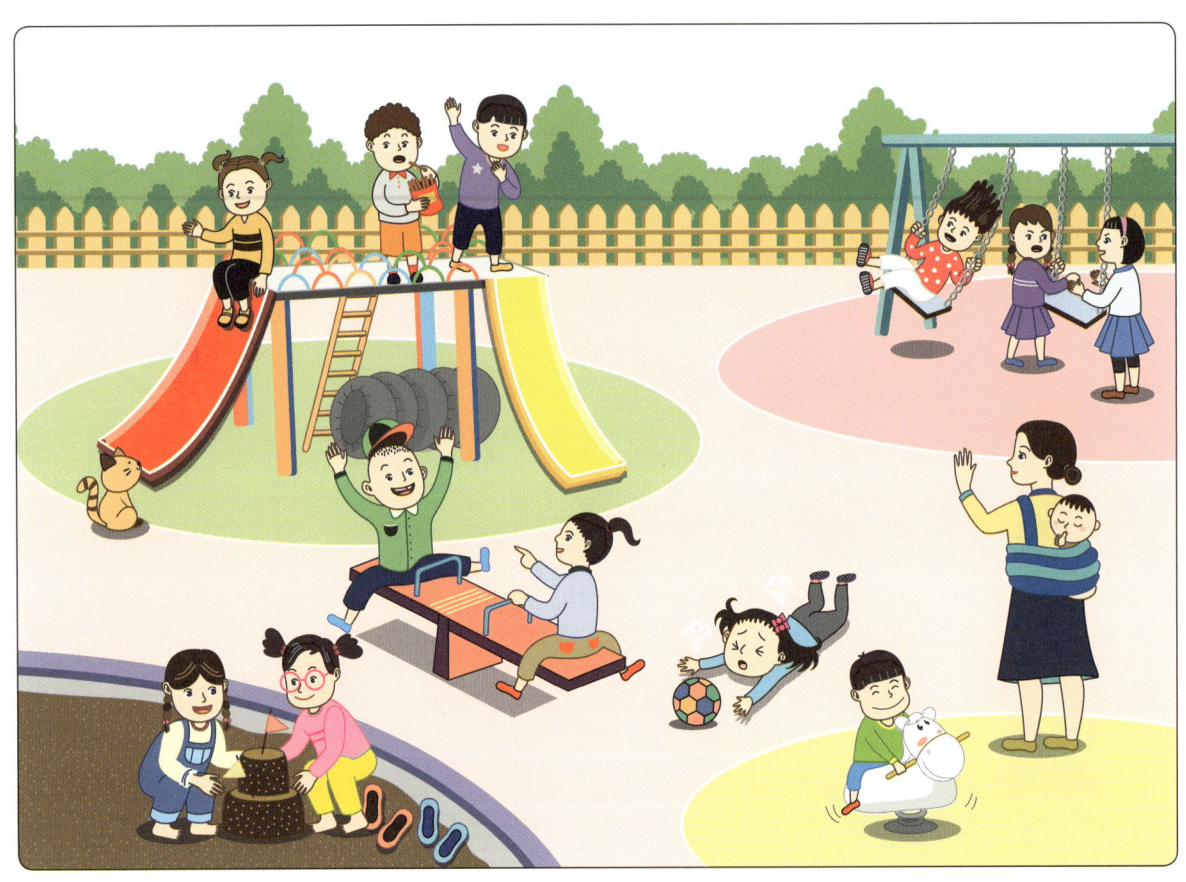

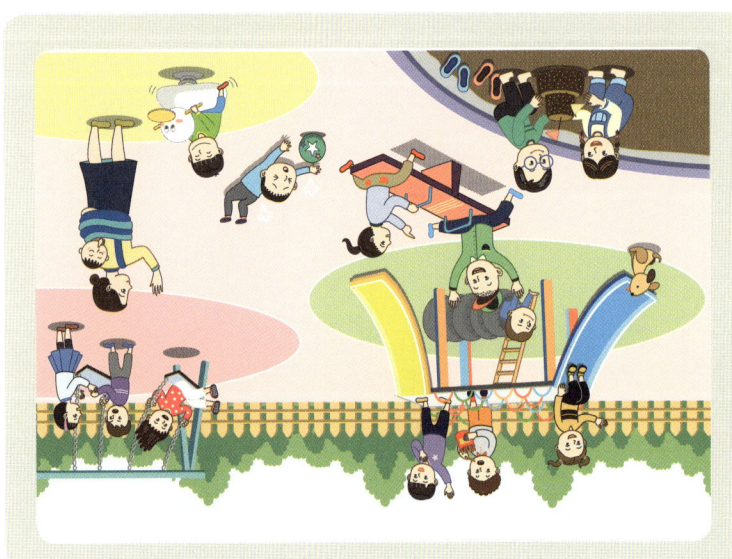

✽ 기억이 잘 나지 않을 때 옆 그림을 뒤집어서 다시 찾아보세요.

5일

날짜: _____년 ___월 ___일 ___요일 날씨: _____
시작 시각: ___시 ___분   마친 시각: ___시 ___분

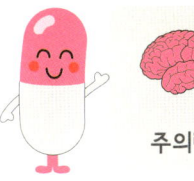
주의력

다음에서 모음 'ㅓ'가 들어간 글자를 모두 찾아 ◯표 시해 보세요.

너	담	면	살	혼	짓
로	복	점	온	라	모
아	머	벽	달	건	편
발	견	닝	파	허	라
정	차	천	남	친	길
호	선	갑	별	민	송
김	코	현	러	펄	텃

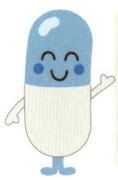 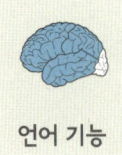 언어 기능

다음 그림을 보고 일이 일어난 순서대로 번호를 ( )에 적어 보세요.

( ) — ( ) — ( ) — ( )

①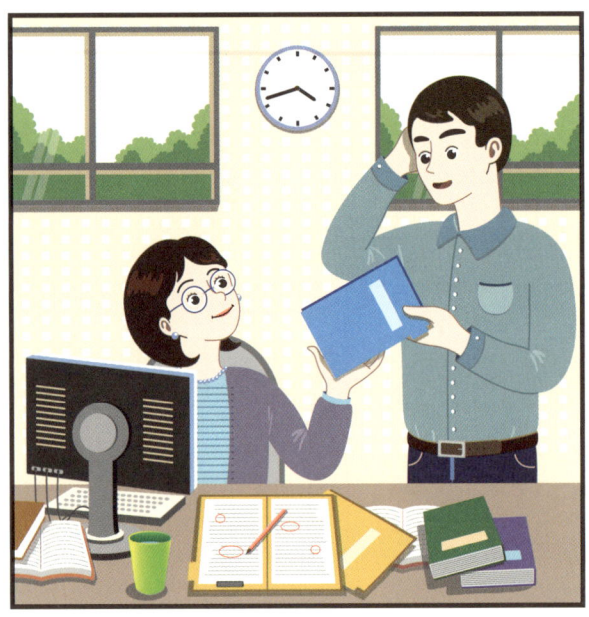

②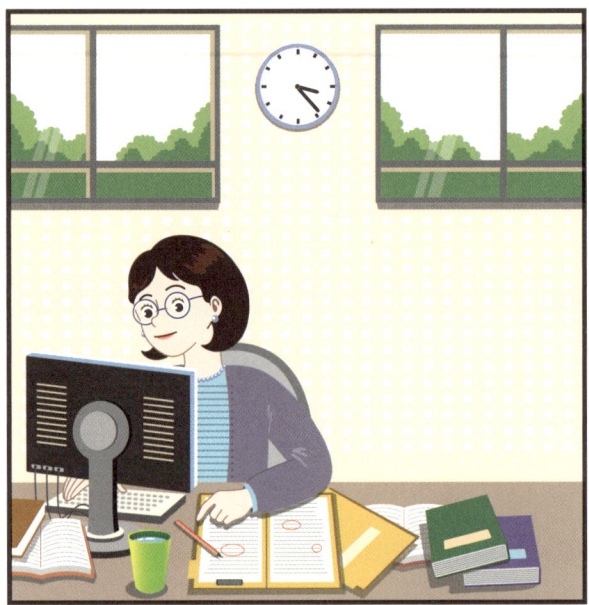

③

④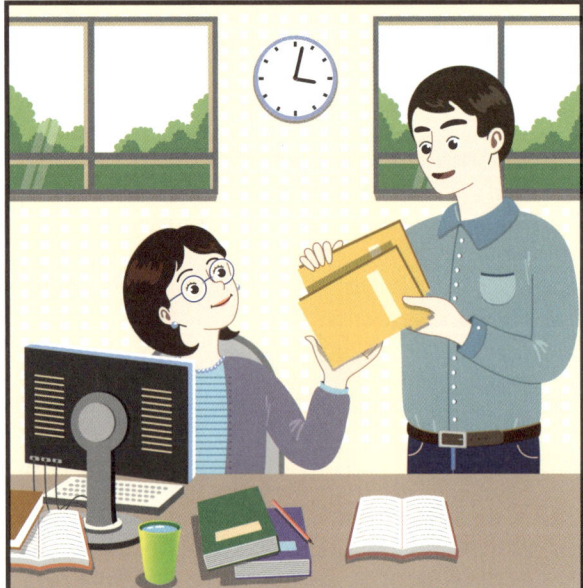

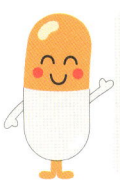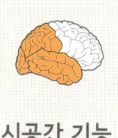

시공간 기능

다음 설명을 읽고, '★'이 이동할 위치를 찾아 표시해 보세요.

'★'은 오른쪽으로 4칸 이동하고, 아래쪽으로 5칸 이동하고, 왼쪽으로 3칸 이동하고, 다시 오른쪽으로 1칸 이동한다.

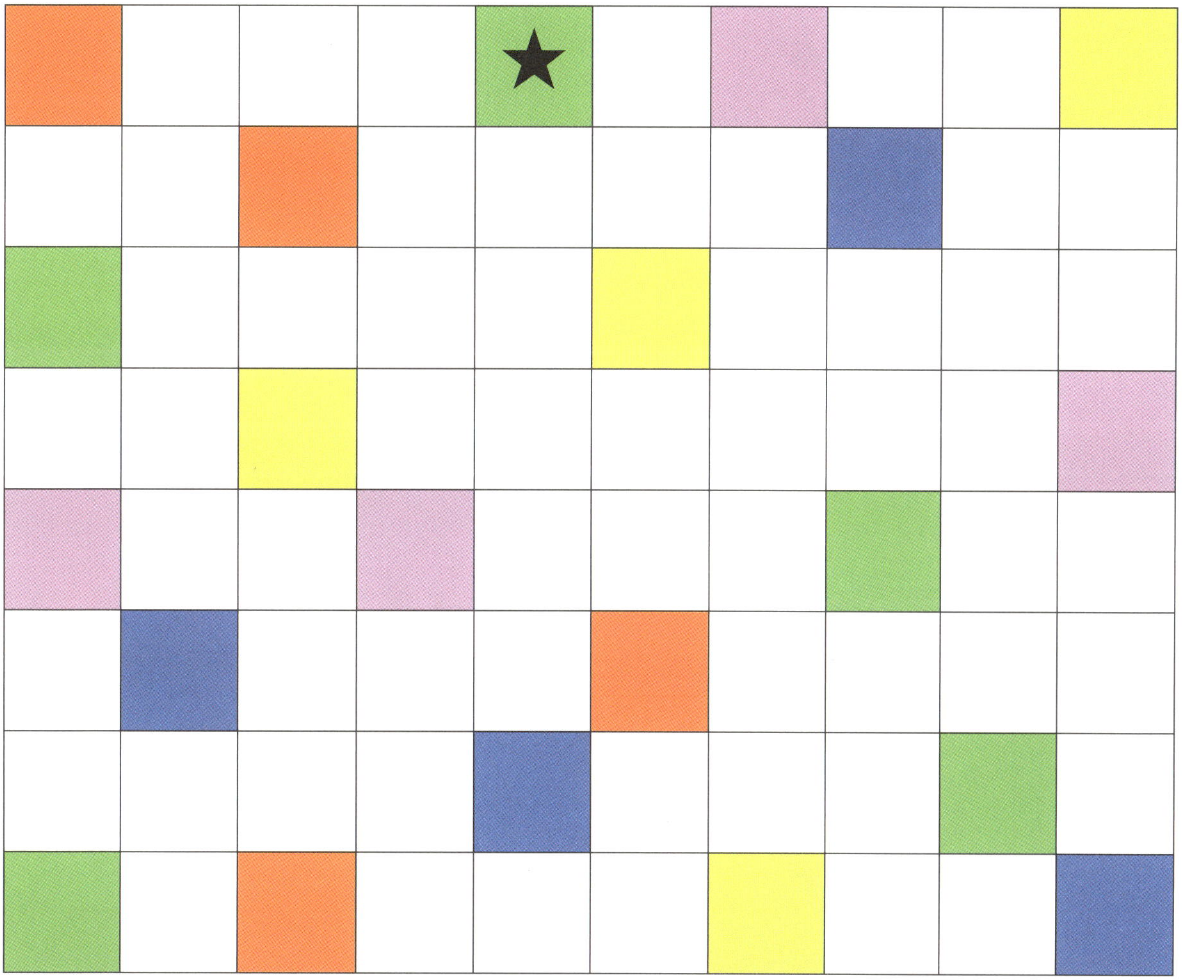

6일

날짜: ____년 ____월 ____일 ____요일 날씨: ____
시작 시각: ____시 ____분 마친 시각: ____시 ____분

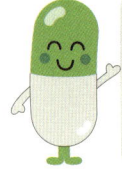 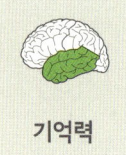
기억력

두 가지 색을 섞으면 새로운 색으로 변합니다. 색깔 혼합표를 잘 보고 어떤 색깔이 섞였고, 어떤 색으로 변했는지 잘 기억해 두세요.

1. 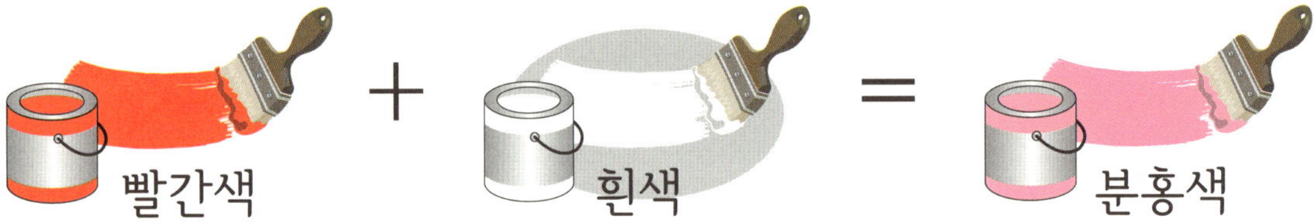 빨간색 + 흰색 = 분홍색

2. 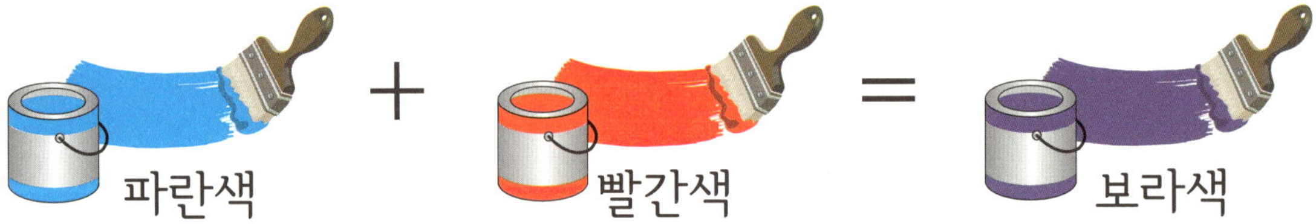 파란색 + 빨간색 = 보라색

3. 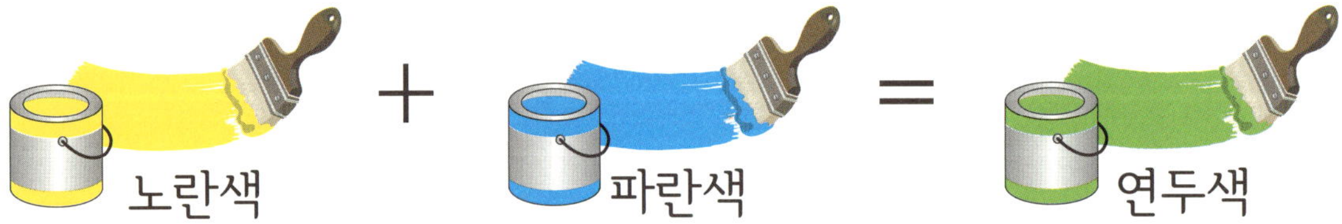 노란색 + 파란색 = 연두색

4. 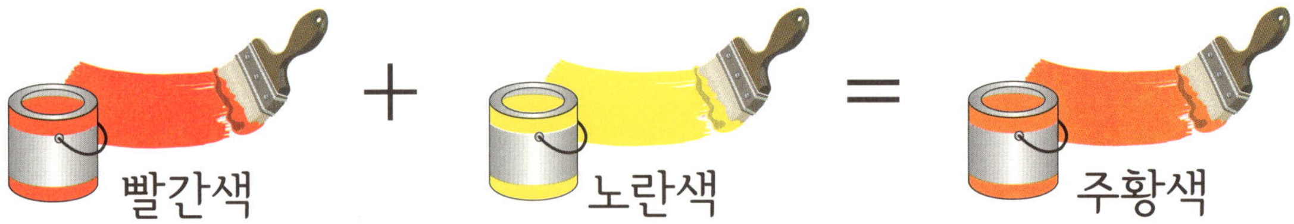 빨간색 + 노란색 = 주황색

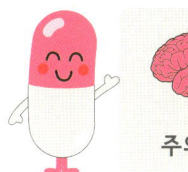
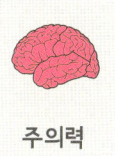

주의력

다음 그림에서 초록 꽃게만 찾아 ○ 표시해 보세요.
모두 몇 마리인가요? (   ) 마리

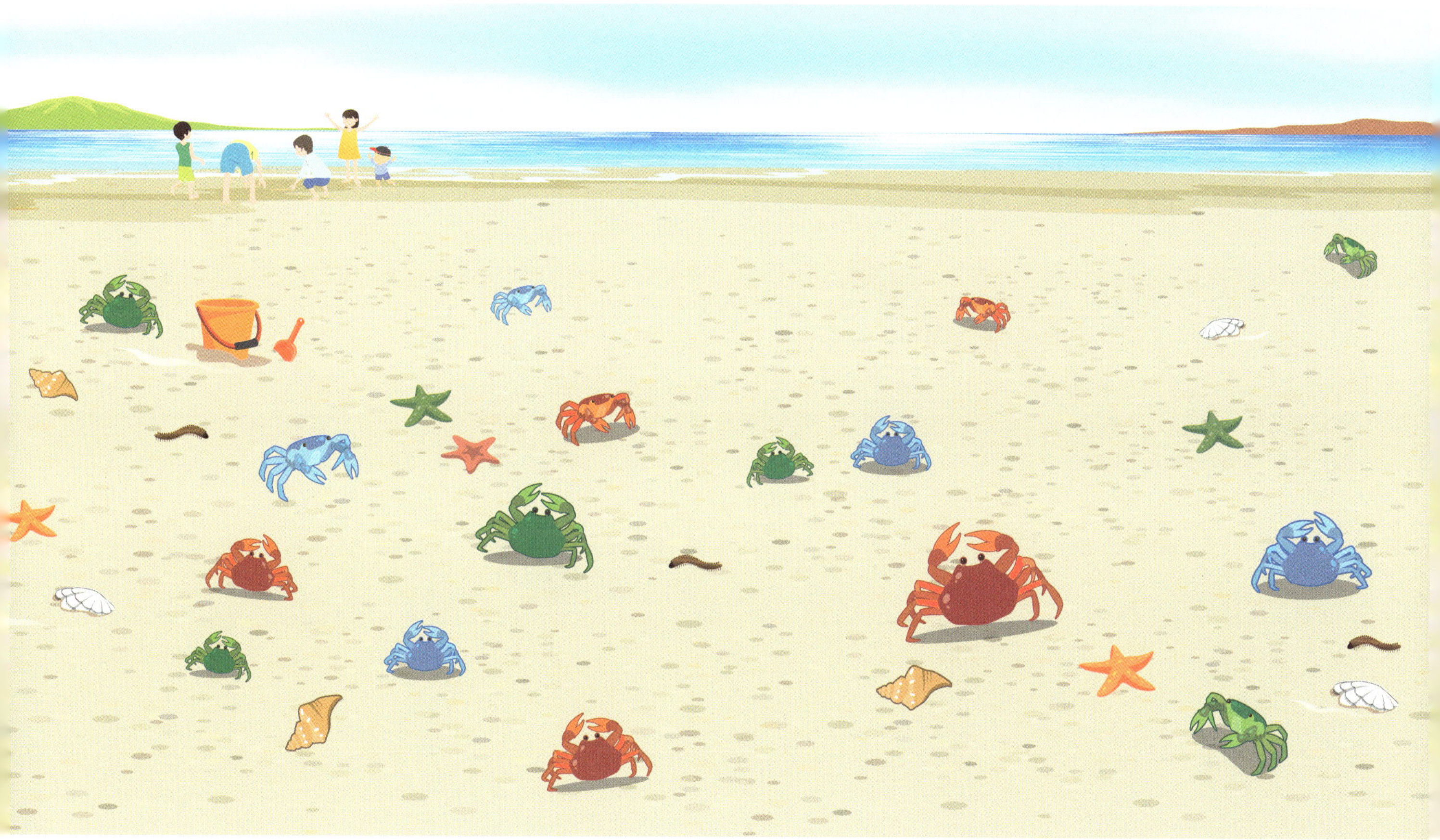

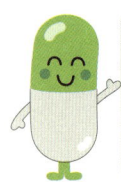 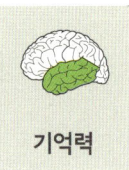

앞 장(38쪽)에서 기억한 색깔 혼합표를 떠올리며 다음 문제를 풀어 보세요.

1. 빨간색과 파란색을 섞으면 무슨색이 될까요?
   (   )

2. 주황색을 만들기 위해서는 어떤 색과 어떤 색을 섞어야 할까요? (   ), (   )

3. 빈칸에 어떤 색이 들어가야 하는지 적어 보세요.

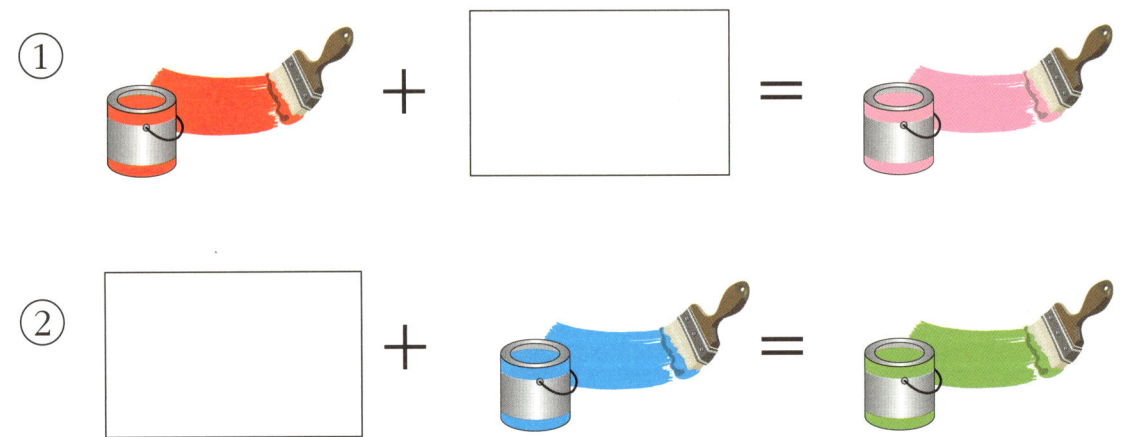

7일

날짜: _____ 년 ___ 월 ___ 일 ___ 요일   날씨: _____
시작 시각: ___ 시 ___ 분   마친 시각: ___ 시 ___ 분

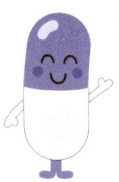 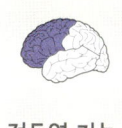
전두엽 기능

다음을 읽고 일이 일어난 순서대로 번호를 ( )에 적어 보세요.

1. ( ) ➡ ( ) ➡ ( ) ➡ ( )

① 애처로운 마음에 유기견을 집에 데려왔다.
② 집을 만들어 주니 꼬리를 흔들며 너무나 좋아했다.
③ 개집을 만들어 주기 위해 목공소에서 합판을 사왔다.
④ 집에 가는 길에 길가에 버려진 유기견을 발견했다.

2. ( ) ➡ ( ) ➡ ( ) ➡ ( )

① 마트에서 저녁거리로 채소와 생선을 샀다.
② 냉장고를 열어 보니 저녁을 할 반찬거리가 없었다.
③ 장을 보기 위해 길을 나서서 차를 타고 마트에 갔다.
④ 마트에서 사온 재료들을 냉장고에 정리하고 저녁을 준비했다.

3. ( ) ➡ ( ) ➡ ( ) ➡ ( )

① 전화를 끊고 나서 불현듯 이전에 잡은 다른 약속이 떠올랐다.
② 친구와 저녁에 만나기로 약속하고 끊었다.
③ 저녁 약속을 잡기 위해 친구에게 전화를 걸었다.
④ 다시 친구에게 전화해서 약속을 취소했다.

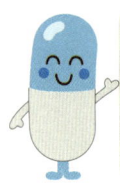 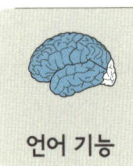

다음은 시간과 장소에 대한 질문들입니다. 잘 읽고 문제를 풀어 보세요.

1. 빈칸에 시간을 뜻하는 적절한 단어를 적어 보세요.
   ① 어제 – (   ) – 내일 – (   )
   ② 재작년 – (   ) – 올해 – (   )

2. 밑줄 친 말이 시간을 나타내면 '시', 장소를 나타내면 '장'을 적어 보세요.
   ① <u>어느새</u> 봄이 찾아왔다.   (시)
   ② <u>저기로</u> 가면 위험해요.   (   )
   ③ <u>여기에</u> 시간 맞춰 오시면 식사가 제공될 거예요. (   )
   ④ <u>그때가</u> 되면 우린 너무나 즐거울 거야.   (   )
   ⑤ <u>앞으로</u> 모든 일이 잘 진행될 거야.   (   )

3. 다음 빈칸에 시간을 나타내는 단어들을 자유롭게 적어 보세요.

   시간, 초,

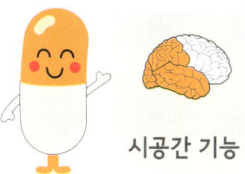

시공간 기능

다음 보기 를 참고하여 (   )에 답을 적어 보세요.

보기

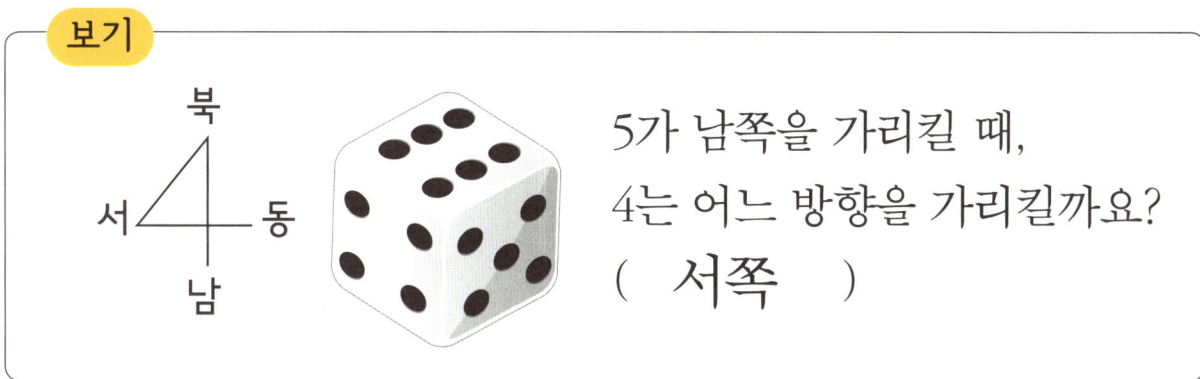

5가 남쪽을 가리킬 때, 4는 어느 방향을 가리킬까요?
(서쪽   )

1. 칼등이 동쪽을 향한다면 칼끝은 어느 방향을 가리킬까요? (   )

2. 검지손가락이 북쪽을 가리킬 때, 엄지손가락은 어느 방향을 가리킬까요? (   )

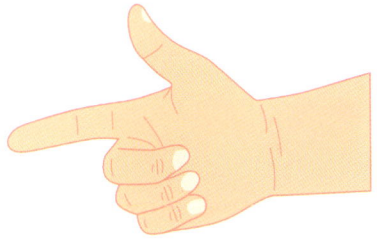

3. 노란색 압정의 끝이 남쪽을 향할 때, 빨간색 압정의 끝은 어디를 가리킬까요? (   )

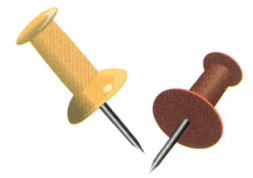

8일

날짜: _____년 ___월 ___일 ___요일 날씨: _____
시작 시각: ___시 ___분   마친 시각: ___시 ___분

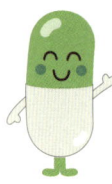 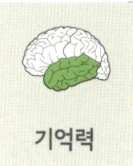
기억력

6명의 친구들이 식탁에 모여 식사를 하고 있습니다. 각자가 먹고 있는 음식과 친구들의 이름을 같이 기억해 두세요.

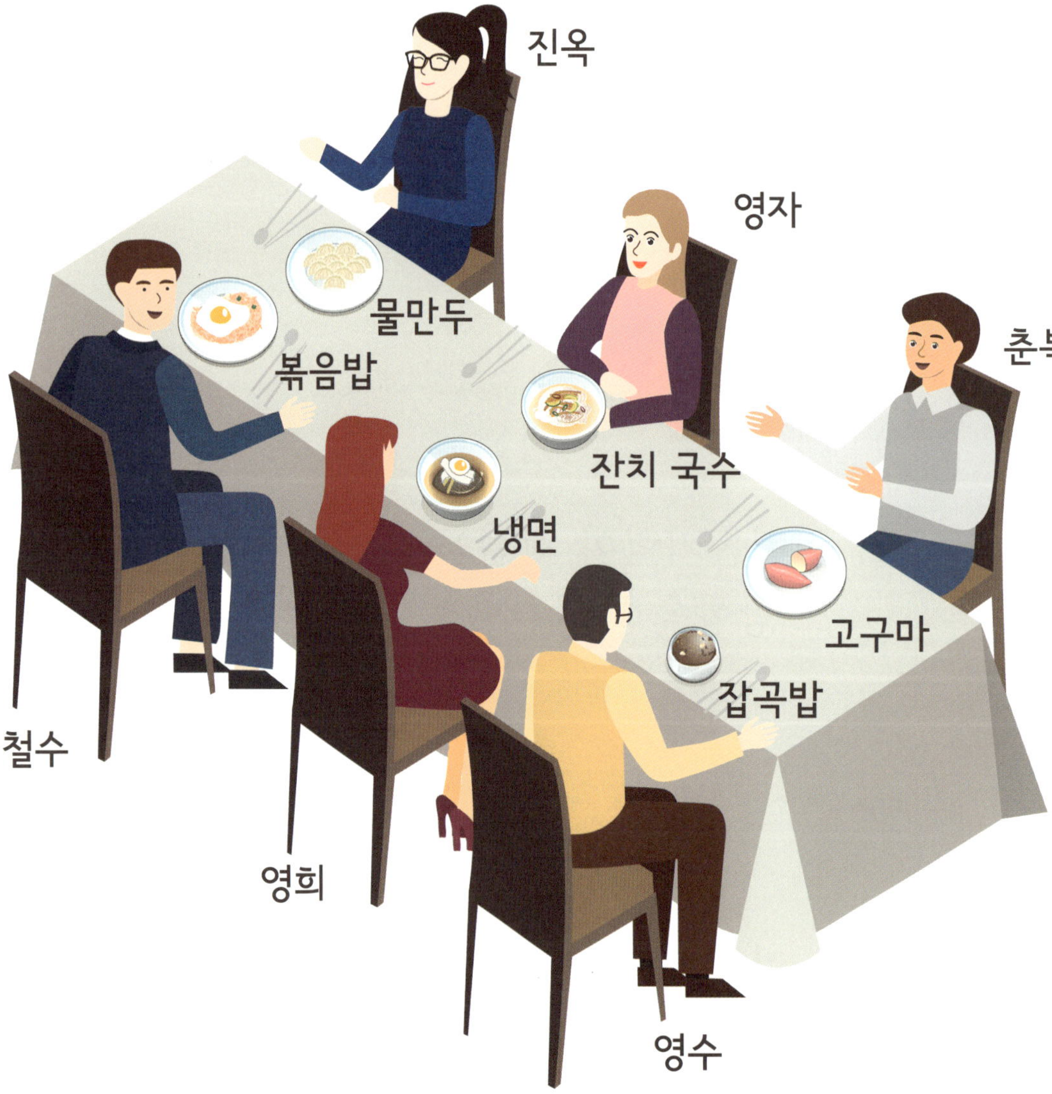

진옥
영자
춘복
물만두
볶음밥
잔치 국수
냉면
고구마
잡곡밥
철수
영희
영수

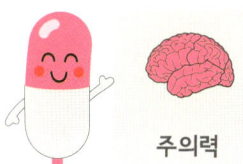

컴퓨터로 문서 작업을 하던 중 영어와 한글 설정이 잘못되어 한글이 영어로 쓰였습니다. 올바르게 다시 작성해야 합니다. 보기 를 참고하여 원래 쓰려던 글이 무엇이었는지 (   )에 적어 보세요.

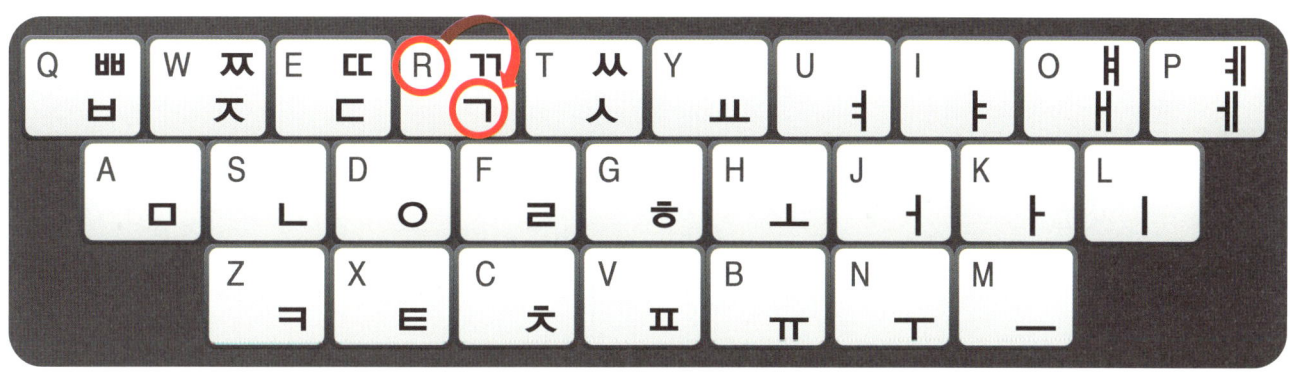

보기

RKAEHD
ㄱㅏㅁㄷㅗㅇ : 감동

1. WKRDMS RJTDL DHKSQURDMF AKSEMSEK.
(   )

2. DHKSQURDMS WJFEO WKRDMS RJTDL DKSLEK.
(   )

3. ALZPFFKSWPFFH.
(   )

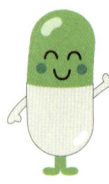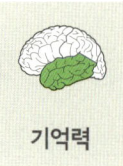 앞 장(44쪽)에서 본 식탁 그림을 떠올리며 아래 질문에 답해 보세요.

1. 영자의 왼쪽에는 누가 앉았나요?

2. 춘복은 무엇을 먹었나요?

3. 춘복의 건너편에는 누가 앉았나요?

4. 냉면을 먹은 사람은 누구인가요?

5. 철수는 누구의 앞에 앉아 있나요?

6. 밥 요리를 먹은 사람은 누구인가요?

7. 면 요리를 먹은 사람은 누구인가요?

9일

날짜: _____ 년 _____ 월 _____ 일 _____ 요일 날씨: _____
시작 시각: _____ 시 _____ 분   마친 시각: _____ 시 _____ 분

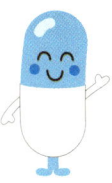 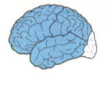
언어 기능

다음에는 '협탁'을 포함하여 12개의 가구 이름이 가로 또는 세로 방향으로 숨어 있습니다. 나머지 11개를 찾아서 ○ 표시해 보세요.

협	탁	고	상	진	일	장	농	사	수
난	동	주	비	온	만	더	키	뇌	생
돈	화	장	대	갑	바	타	연	다	옥
하	트	나	랑	내	스	인	의	자	울
서	랍	장	원	침	박	산	책	건	재
교	이	가	립	대	봄	활	장	늘	목
조	센	경	강	오	불	공	신	쇼	파
심	식	탁	학	과	소	옷	삼	송	한
문	눈	지	책	재	코	장	차	새	온
갑	리	민	상	성	치	병	단	서	거

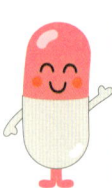
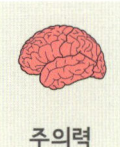
주의력

다음에 나열된 순서대로 아래 표 숫자에 ◯ 표시해 보세요. 보기 와 같이 가로 또는 세로 또는 대각선 방향으로 숫자가 모두 ◯ 표시되는 한 줄이 완성되면 선을 그어보세요. 이런 방법으로 4개의 줄을 만들고 멈추세요. 그렇다면 어떤 숫자를 마지막으로 표시할 때 4개의 줄이 완성될까요? (   )

27 → 24 → 10 → 6 → 14 → 9 → 33 → 29 → 15 → 21 → 31 → 28 → 19 → 16 → 13 → 7 → 12 → 8 → 23 → 3 → 2 → 18 → 22 → 4 → 1 → 5 → 35 → 36 → 25 → 30 → 34 → 17 → 32

보기 ①

6	12	19	29	16	10
22	2	31	3	24	4
14	21	27	15	28	9
32	1	13	5	20	30
26	23	33	17	35	25
7	18	8	34	11	36

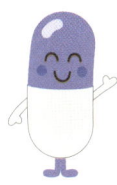 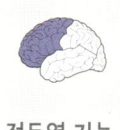

전두엽 기능

다음 도형에 적힌 이름이 모양과 일치하는 것은 모두 몇 개인가요? (　　　) 개

10일

날짜: _____ 년 ___ 월 ___ 일 ___ 요일   날씨: _____
시작 시각: ___ 시 ___ 분   마친 시각: ___ 시 ___ 분

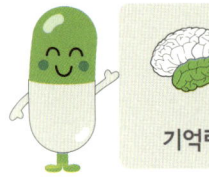

기억력

박정래 할머니는 오늘 열이 오르고 콧물, 기침이 나는 증상으로 병원에 갔습니다. 감기 진단을 받고 약을 처방받아 약국에서 약을 사왔습니다. 아래는 처방된 약의 복용법입니다.

증상	먹는 시간	먹는 양	약 모양
기침약	하루 세 번	한 알	(빨강-노랑 캡슐)
콧물약	아침, 저녁	한 알	(초록 알약)
해열제	저녁	한 알	(주황 알약)
항생제	하루 세 번	한 알	(검정-노랑 캡슐)
소화제	하루 세 번	반 알	(흰색 반 알)

■ 아침, 점심, 저녁 때 먹을 약을 약통에 나누어 담으려고 합니다. 정확하게 담은 것은 몇 번인가요? ( )

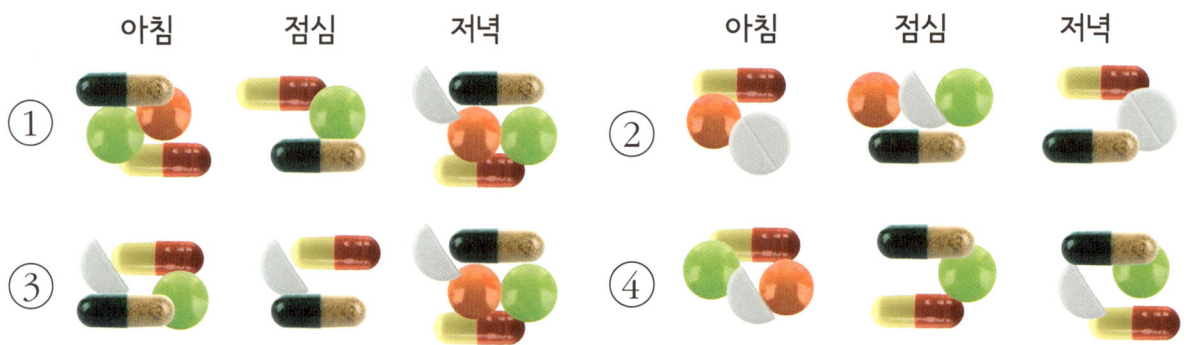

* 약의 복용법과 아침, 점심, 저녁에 먹을 약의 종류를 다시 한 번 잘 기억해두세요.

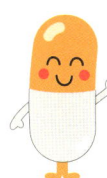
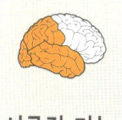

시공간 기능

다음은 '사다리 타기' 게임입니다. 방법은 번호를 선택하고, 각자 선택한 세로선을 따라 밑으로 내려가요. 이때 처음 선택한 세로선에서 시작하여 연필을 떼지 않고 밑으로 내려가는데, 내려가며 만나게 되는 가로선을 따라 왼쪽 또는 오른쪽으로 이동하면 마지막에 최종 선물을 확인할 수 있습니다. 그래서 민영은 1번을 골라 상품권을 받았습니다. 소정은 2번, 순임은 3번, 채민은 4번, 동희는 5번을 골랐습니다. 각각 무슨 선물을 받게 될지 _____에 적어 보세요.

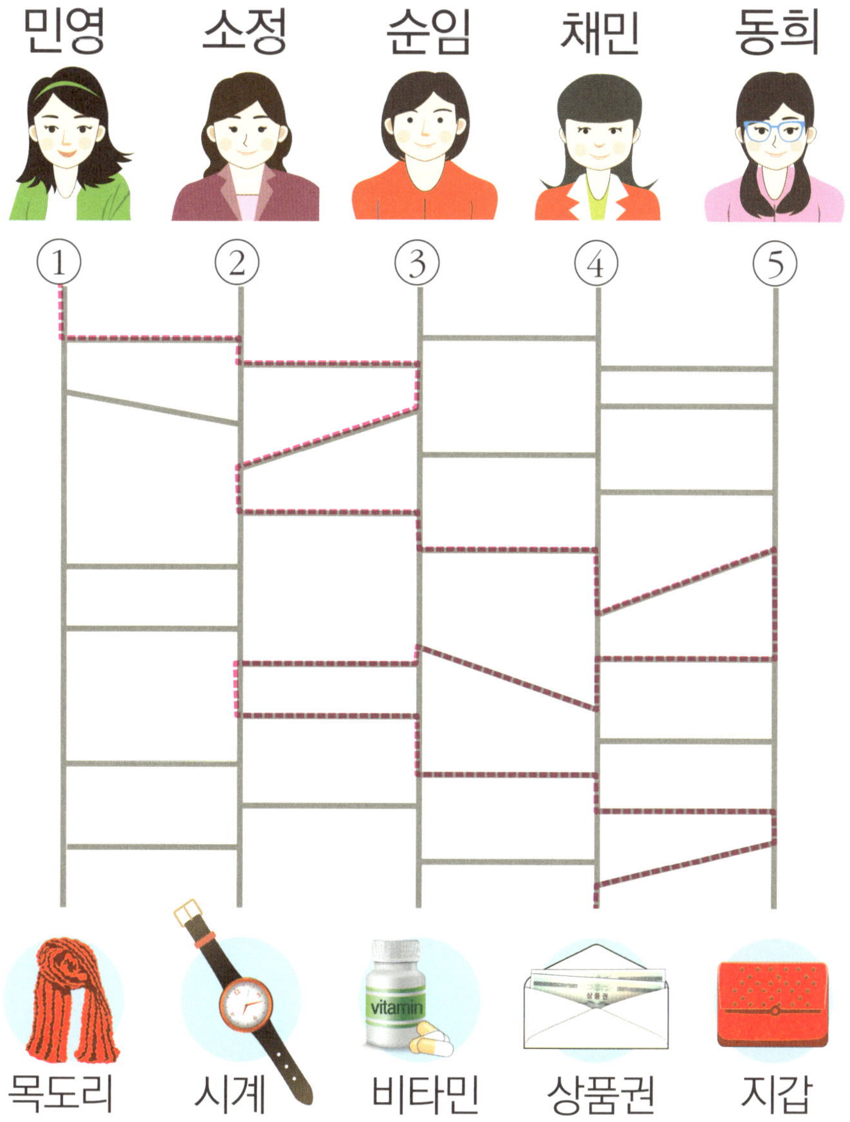

민영 상품권
소정 _____
순임 _____
채민 _____
동희 _____

목도리   시계   비타민   상품권   지갑

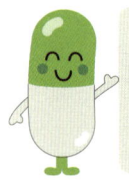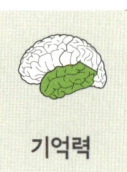

기억력

앞 장(50쪽)에서 박정래 할머니는 감기 진단을 받고 약을 처방받아 약국에서 약을 사왔습니다. 처방된 약의 복용법을 떠올리며 정답을 (   )에 적어 보세요.

증상	먹는 시간	먹는 양	약 모양
기침약	( )	한 알	
콧물약	( )	한 알	
해열제	( )	한 알	
( )	하루 세 번	한 알	
( )	하루 세 번	( ) 알	

🟩 다음 중 아침, 점심, 저녁 때 먹을 약이 정확하게 담긴 것은 몇 번인가요? (   )

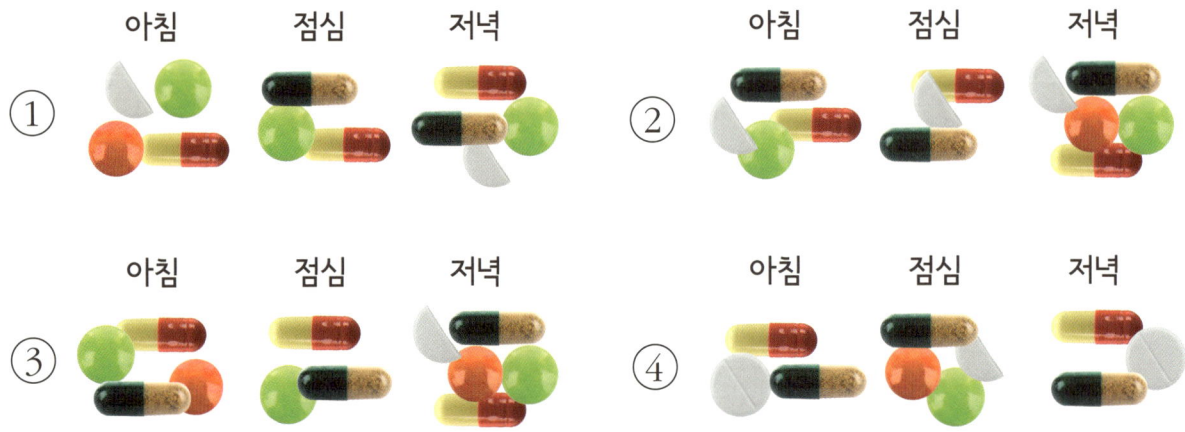

11일

날짜: ____년 ____월 ____일 ____요일 날씨: ____
시작 시각: ____시 ____분 마친 시각: ____시 ____분

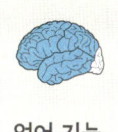
언어 기능

다음 빈칸에 알맞은 글자를 넣어 단어를 완성해 보세요.

1. ☐ 끼 리
2. 화 ☐ 실
3. 설 ☐ ☐ 상
4. ☐ 락 ☐ 기
5. 대 ☐ ☐ 국
6. ☐ 월 ☐ 보
7. ☐ ☐ 방 ☐ 간

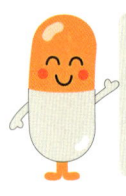 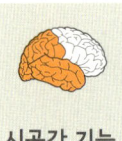

시공간 기능

왼쪽의 그림을 오른쪽 빈칸에 똑같이 그려 보세요.

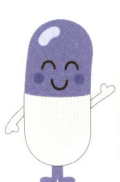 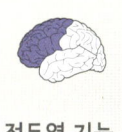 다음은 서울 350번 버스 노선의 일부분입니다. 조건을 확인한 뒤 문제를 풀어 보세요.

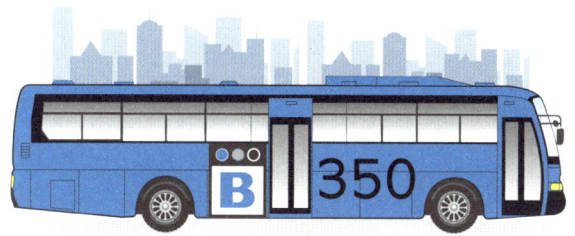

350번 버스 노선

송파 차고지 - 복정역 - 장지역 - 송파역 - 석촌역 - 삼성역 - 방배역 - 사당역 - 이수역 - 동작역 - 흑석역 - 노들역

조건

1. 배차 간격 : 8분
2. 한 정류장에서 다음 정류장으로 가는 평균 시간 : 2분

1. A 씨는 10시 24분에 복정역에서 버스를 탔고 도착지는 동작역입니다. A 씨는 몇 시 몇 분에 동작역에 도착했을까요?

   (   )

2. B 씨는 장지역에서 방배역까지 가려고 합니다 그런데 방금 눈앞에서 버스를 놓치고 말았습니다. 도착지까지 가려면 몇 분이 걸릴까요?

   (   )

12일

날짜: _____ 년 ___ 월 ___ 일 ___ 요일   날씨: _____
시작 시각: ___ 시 ___ 분   마친 시각: ___ 시 ___ 분

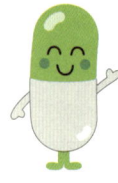 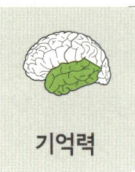
기억력

다음 동물들의 이름과 위치를 잘 기억해 두세요.

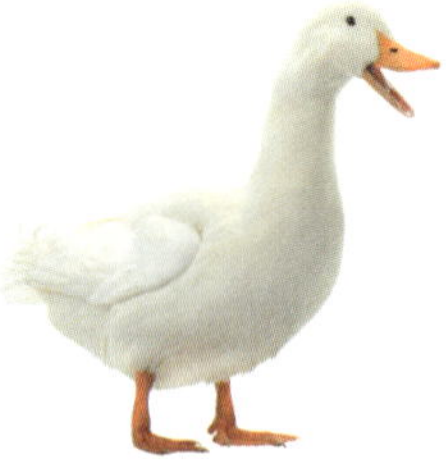 오리	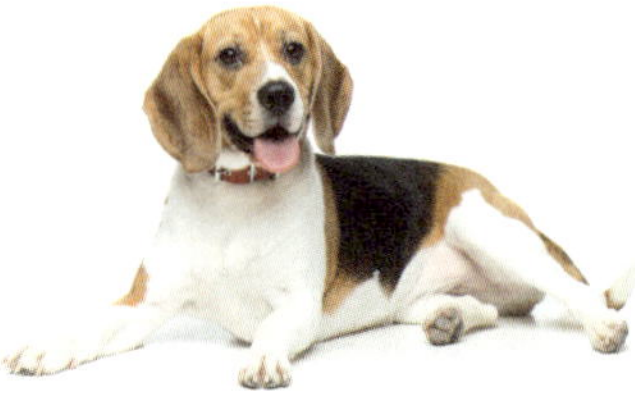 개	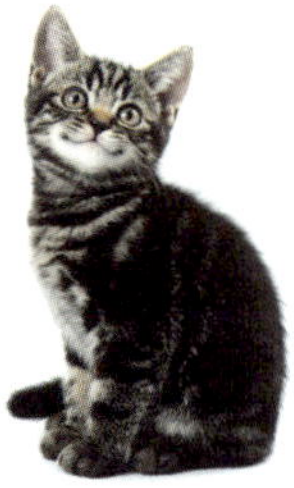 고양이
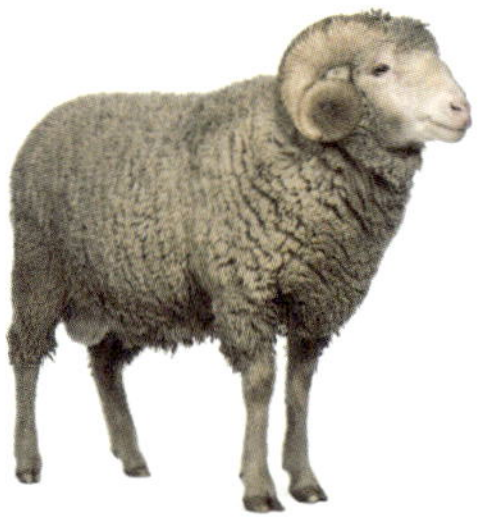 양	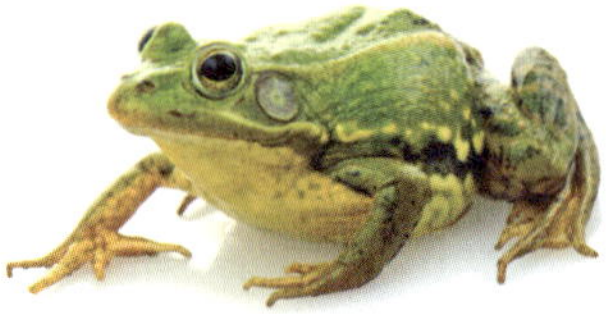 개구리	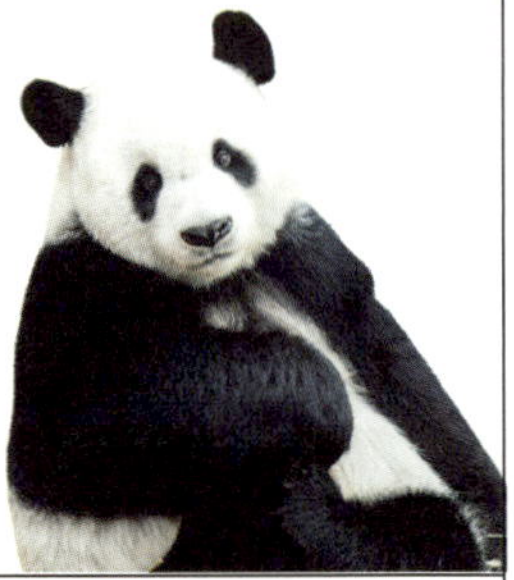 판다
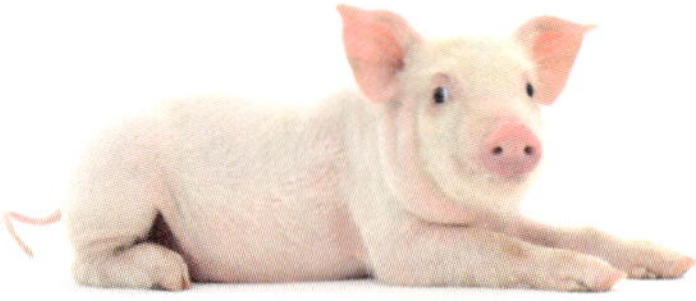 돼지	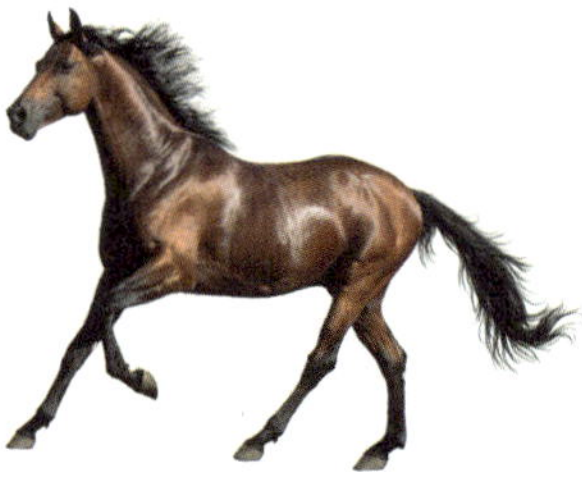 말	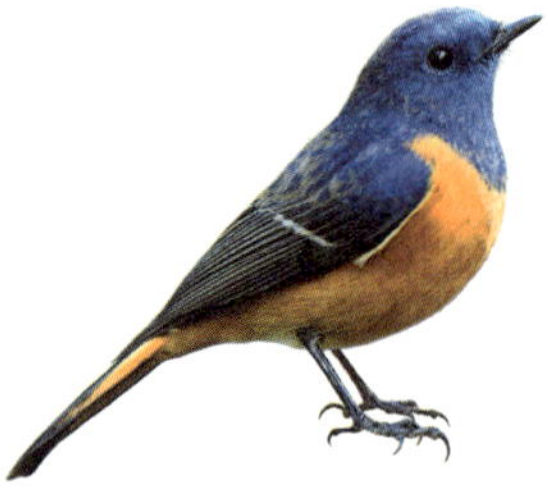 새

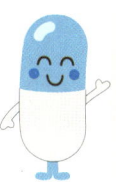 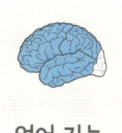 다음에서 두 글자씩 짝을 지어서 다양한 단어들을 만들어 보세요(10개 이상).

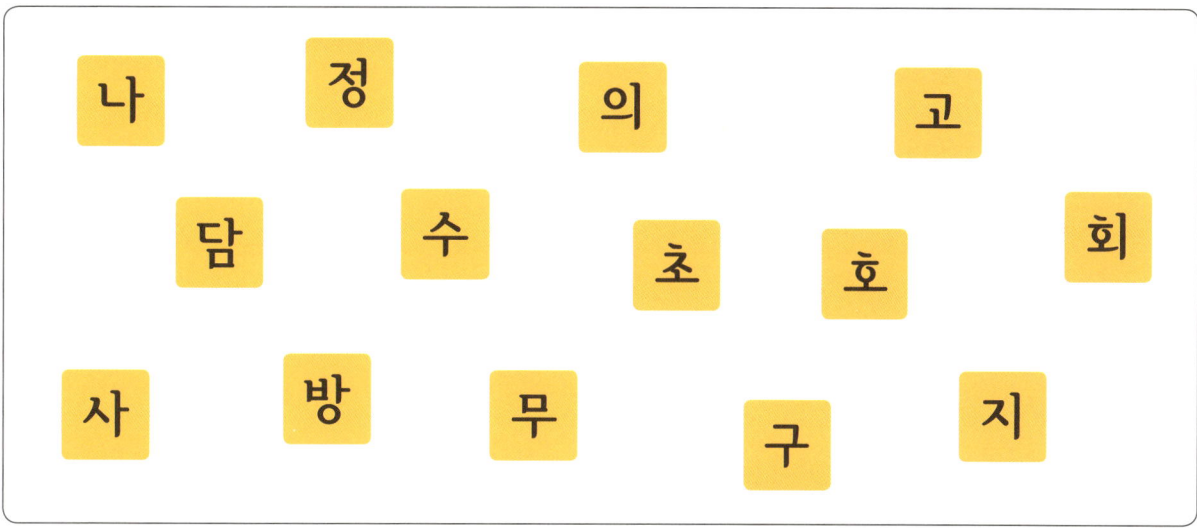

나무

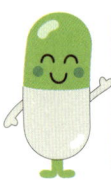 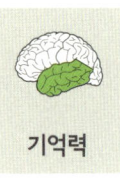 앞 장(56쪽)에서 기억한 동물 그림을 잘 떠올리며, 빈 칸에 들어갈 동물의 이름을 적어 보세요.

13일

날짜: _____ 년 ___ 월 ___ 일 ___ 요일   날씨: _____
시작 시각: ___ 시 ___ 분   마친 시각: ___ 시 ___ 분

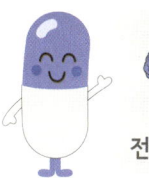 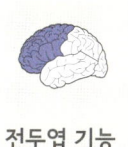
전두엽 기능

보기 를 보고 문제를 풀어 보세요. 각각의 알파벳은 짝지어진(=) 단어의 뜻입니다. 그렇다면 질문을 바르게 풀이한 것은 몇 번인지 (   )에 적어 보세요.

보기   A=정지, B=우회전, C=좌회전, D=통과

1. B → A → C   (   )
   ① 정지했다가 좌회전하여 통과하기
   ② 우회전해서 정지했다가 통과하기
   ③ 우회전해서 정지했다가 좌회전하기
   ④ 정지했다가 우회전하여 통과하기

2. 정지했다가 우회전하여 통과하기   (   )
   ① A → B → D
   ② A → B → C
   ③ A → C → B
   ④ A → C → D

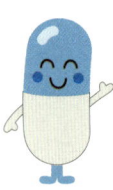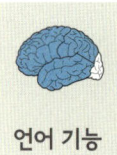 다음에서 의미가 비슷한 단어끼리 선으로 연결해 보세요.

사람 •	• 스승님
놀이 •	• 최고
으뜸 •	• 바람
이름 •	• 차도
소망 •	• 인간
선생님 •	• 오락
가족 •	• 성명
도로 •	• 식구
친구 •	• 벗

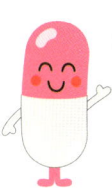 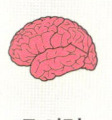

주의력

다음 단어 가운데 의미가 없는 단어들(16개)에 ○ 표시 해 보세요.

도토리	곤혀	마당	빔추	옆	우물
카레	옃	마늘	달래	콩	푸훌
밴우	찹	며칠	뭍	엄청	부엌
바위	청재	언덕	굴	만줏	방
구두쇠	오막	댁져	찰둑	새우	부락
툴방	축구	파	티셔츠	싸인	태샙
키술	빈대	도시	쿠션	투맛	자석
너울	루비	우죤	플룻	대구	내챙

14일

날짜: ___년 ___월 ___일 ___요일 날씨: ___
시작 시각: ___시 ___분 마친 시각: ___시 ___분

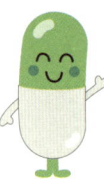 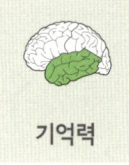

다음 김소월 시인의 산유화를 외워 볼까요? 운율에 맞춰 반복해서 읽어 보세요. 밑줄 그어진 부분은 특히 더 주의해서 읽어 보세요.

산유화
– 김소월 시인

산에는 꽃 피네
꽃이 피네
갈 봄 여름 없이
꽃이 피네

산에
산에
피는 꽃은
저만치 혼자서 피어 있네

산에서 우는 작은 새여
꽃이 좋아
산에서
사노라네

산에는 꽃 지네
꽃이 지네
갈 봄 여름 없이
꽃이 지네

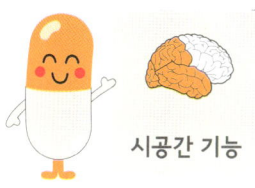

다음 바둑판을 보고 아래의 바둑판에 검은 돌만 색칠해 보세요.

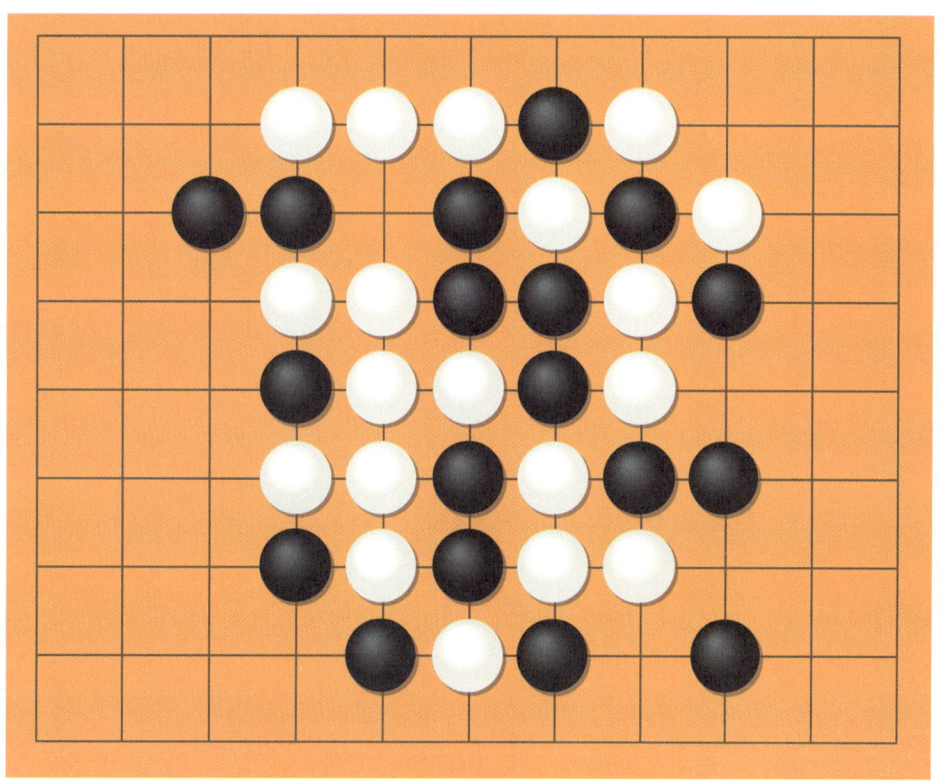

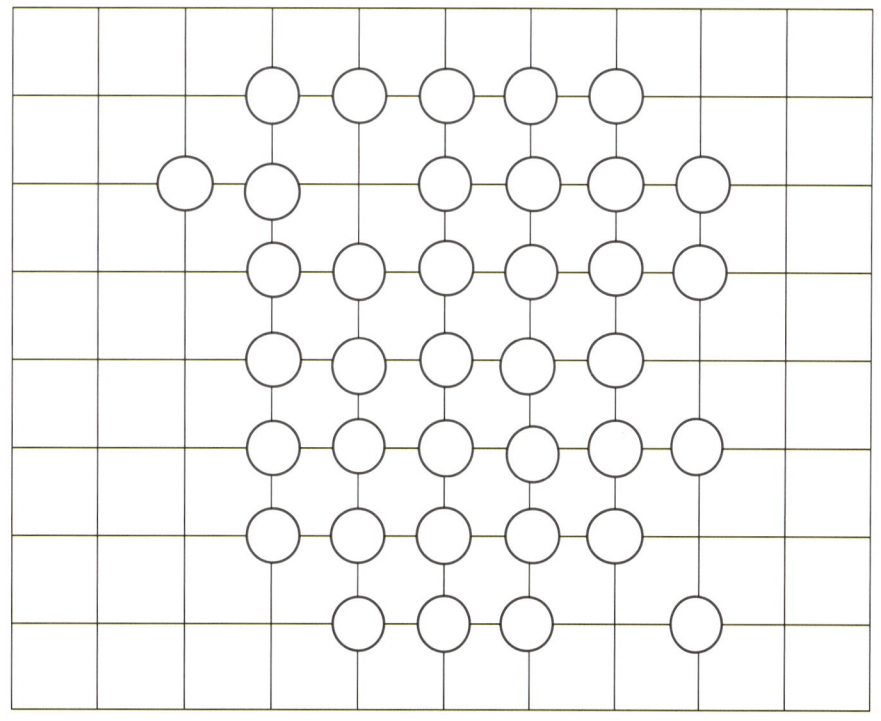

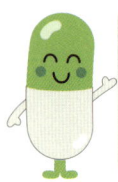 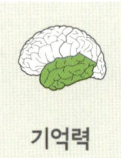

기억력

앞 장(62쪽)에서 외웠던 시를 떠올려 보세요. 비어 있는 줄에 빠진 글자를 채워 넣어 보세요.

산유화
– 김소월

산에는 꽃 ____
꽃이 ____
갈 봄 여름 없이
꽃이 ____

산에
산에
피는 꽃은
저만치 ____ 피어 있네

산에서 우는 ____여
꽃이 좋아
산에서
사노라네

산에는 꽃 ____
꽃이 ____
갈 봄 여름 없이
꽃이 ____

15일

날짜: _____ 년 _____ 월 _____ 일 _____ 요일 날씨: _____
시작 시각: _____ 시 _____ 분   마친 시각: _____ 시 _____ 분

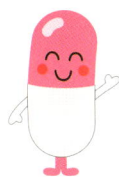
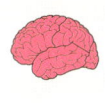
주의력

다음 문제를 풀어 보세요.

1. 숫자 2와 8을 모두 찾아 지워(/) 보세요.

```
5 7 3 2 8 6 1 2 6 9 5 2 4 6 8 2 5 4 8 3 6 8 1 3 2 5 6 8
7 2 3 1 6 8 4 2 6 3 5 7 8 5 3 1 2 3 8 6 4 1 2 6 8 9 2 6
1 3 5 2 4 8 5 6 7 9 8 2 5 3 6 8 4 1 6 2 8 7 5 3 6 8 1 2
3 5 9 8 7 6 2 5 3 5 3 6 8 2 6 7 8 6 8 7 1 2 3 6 5 2 6 8
3 2 6 8 4 2 1 1 3 5 4 2 8 6 2 3 4 1 5 3 6 8 1 4 3 8 2 5
```

2. 숫자 5와 3을 모두 찾아 지우고(/), 숫자 1과 9는 모두 찾아 ◯ 표시해 보세요.

```
5 7 3 2 8 6 1 2 6 9 5 2 4 6 8 2 5 4 8 3 6 8 1 3 2 5 6 8
7 2 3 1 6 8 4 2 6 3 5 7 8 5 3 1 2 3 8 6 4 1 2 6 8 9 2 6
1 3 5 2 4 8 5 6 7 9 8 2 5 3 6 8 4 1 6 2 8 7 5 3 6 8 1 2
3 5 9 8 7 6 2 5 3 5 3 6 8 2 6 7 8 6 8 7 1 2 3 6 5 2 6 8
3 2 6 8 4 2 1 1 3 5 4 2 8 6 2 3 4 1 5 3 6 8 1 4 3 8 2 5
```

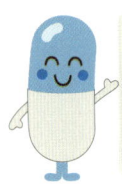 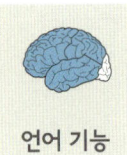 다음 그림을 보고 (   )에 적합한 글자(조사: 은, 는, 이, 가, 을, 를 등등)를 적어 보세요.

1. 할머니(는) 강아지 (   ) 함께 공원(   ) 산책하고 있습니다. 아이들 (   ) 공원에서 야구방망이(   ) 야구공(   ) 가지고 놀고 있습니다.

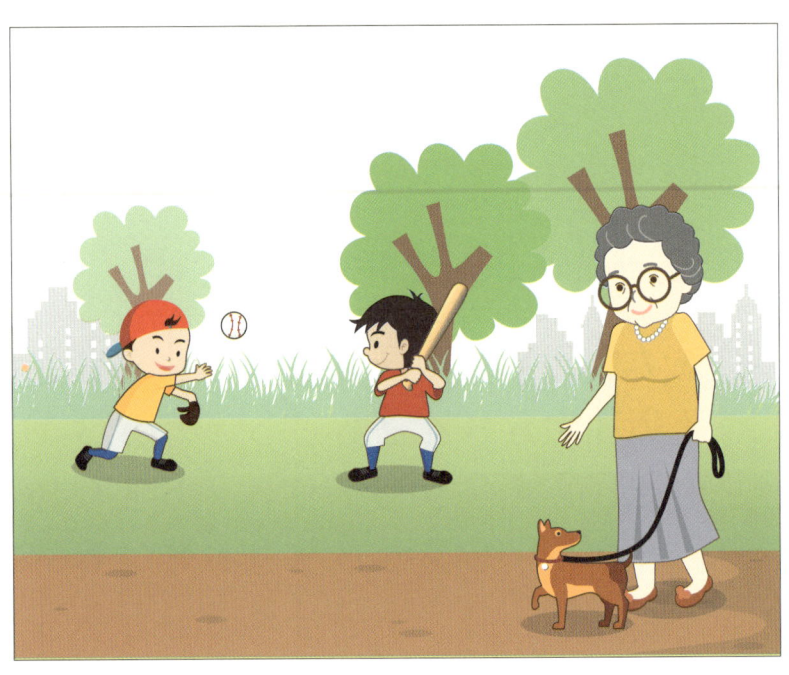

2. 아기(는) 유모차(   ) 누워 잠을 자고 있고, 아빠(   ) 아기(   ) 탄 유모차(   ) 끌고, 엄마(   ) 아장아장 걷는 아이(   ) 손(   ) 잡고 걸어가고 있습니다.

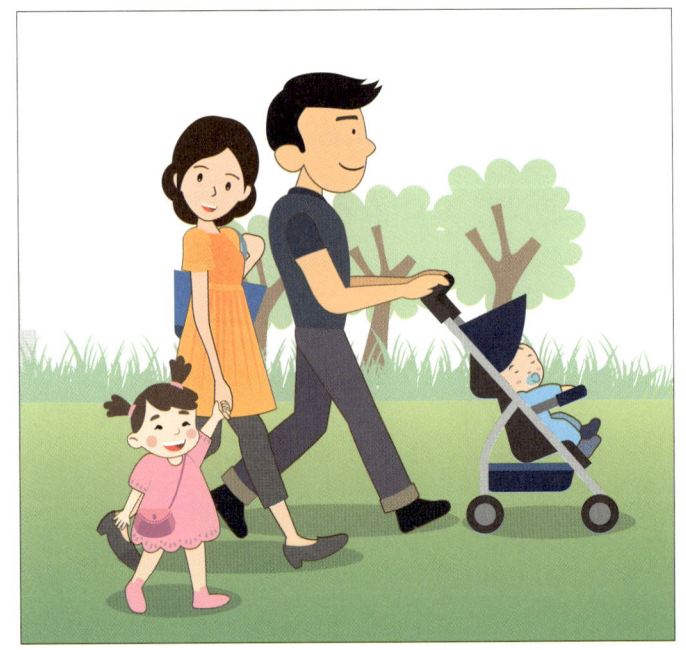

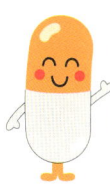 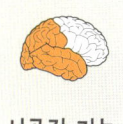

다음 정육면체를 펼쳤을 때 나올 수 있는 그림을 찾아 ○ 표시해 보세요.

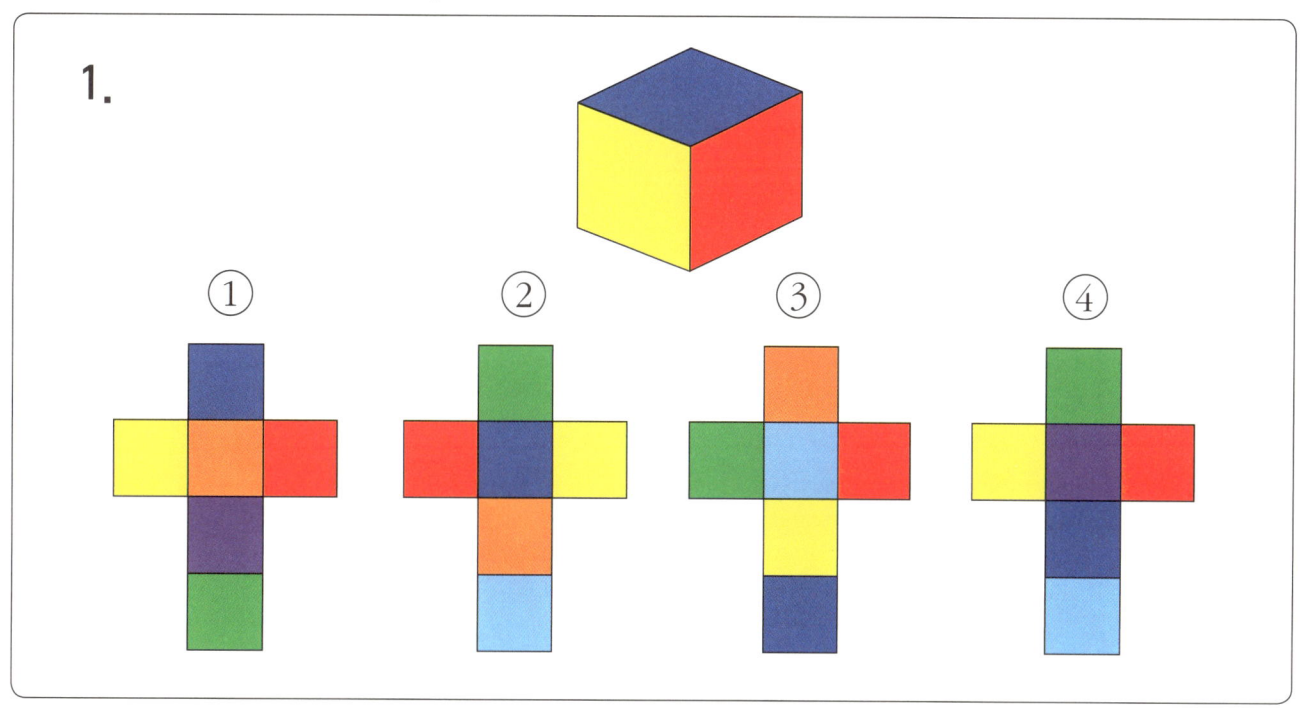

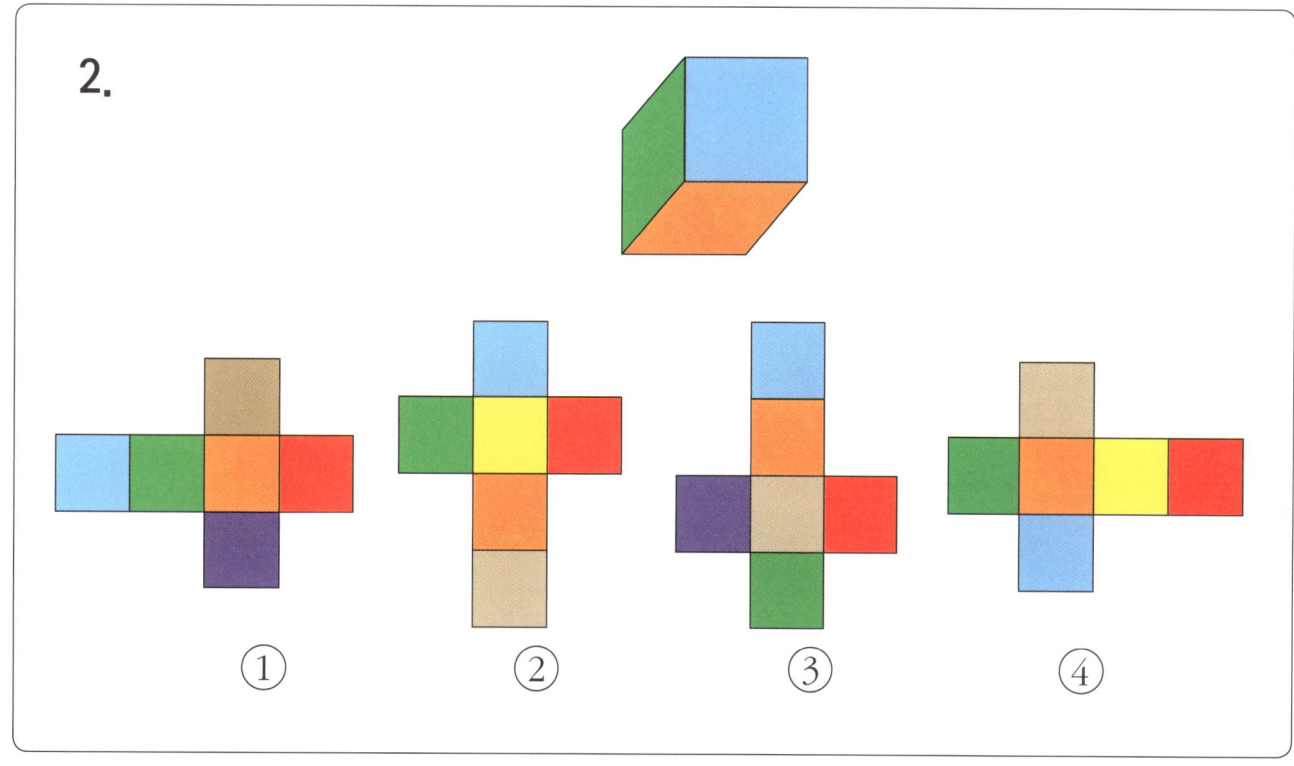

16일

날짜: _____년 ___월 ___일 ___요일   날씨: _____
시작 시각: ___시 ___분   마친 시각: ___시 ___분

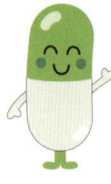 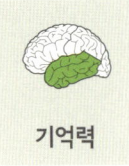
기억력

다음 5명의 얼굴과 이름, 거주지, 직업을 잘 보고 기억해 두세요. 그리고 얼굴과 정보를 알맞게 연결해 보세요.

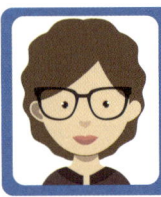
박명희(여자)
서울 거주
직업: 택시기사

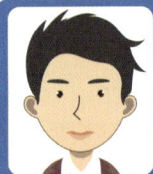
조정국(남자)
강원도 거주
직업: 펜션 운영

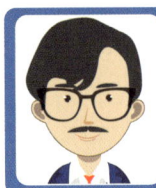
김철원(남자)
대전 거주
직업: 교수

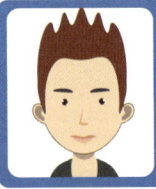
정인국(남자)
광주 거주
직업: 건축가

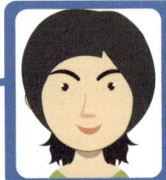
고금자(여자)
제주도 거주
직업: 식당 운영

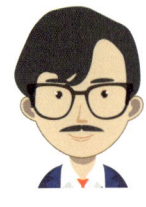 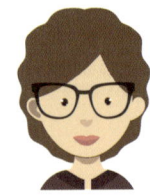 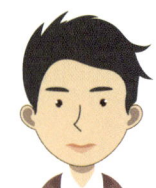 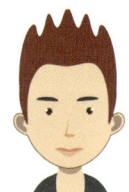 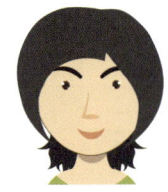

박명희(여자)   김철원(남자)   정인국(남자)   고금자(여자)   조정국(남자)
서울 거주   대전 거주   광주 거주   제주도 거주   강원도 거주
직업: 택시기사 직업: 교수   직업: 건축가   직업: 식당 운영 직업: 펜션 운영

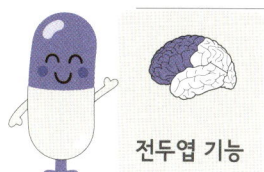
전두엽 기능

다음 키보드 자판을 이용하여 글자를 적으려 합니다. 보기 와 같이 문장을 구성하기 위해 눌러야 할 숫자나 기호를 (   )에 적어 보세요.

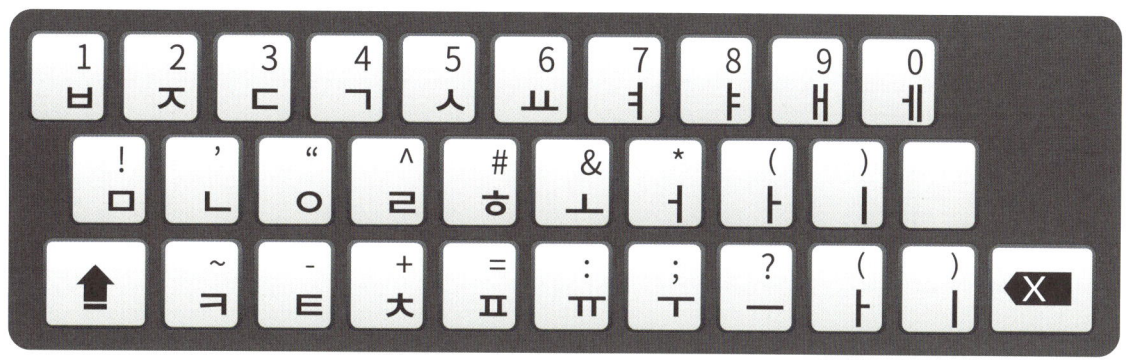

보기 사랑해 → 5 (^ (" # 9

1. 기분이 좋아요

   → (   )

2. 식사하세요

   → (   )

3. 항상 건강하고 행복하세요

   → (   )

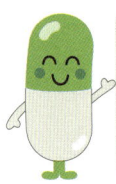 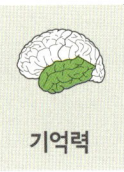

기억력

앞 장(68쪽)에서 5명의 얼굴과 정보를 기억하였습니다. 빈칸에 알맞은 번호를 골라 적어 보세요.

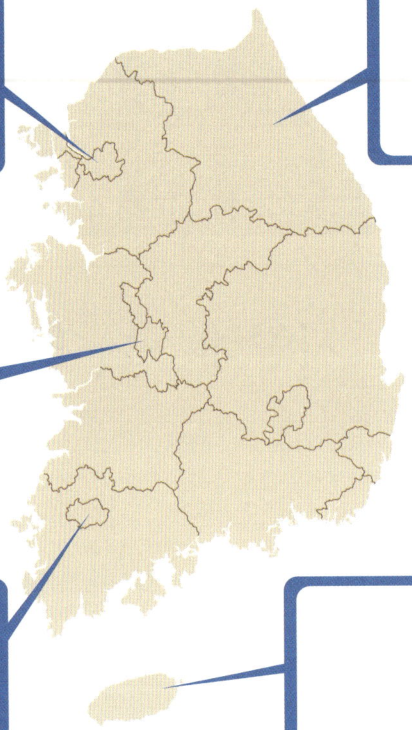

| | 박명희(여자) 서울 거주 직업: 택시기사 |

| | 조정국(남자) 강원도 거주 직업: 펜션운영 |

| | 김철원(남자) 대전 거주 직업: 교수 |

| | 정인국(남자) 광주 거주 직업: 건축가 |

| | 고금자(여자) 제주도 거주 직업: 식당 운영 |

① ② ③ ④ ⑤

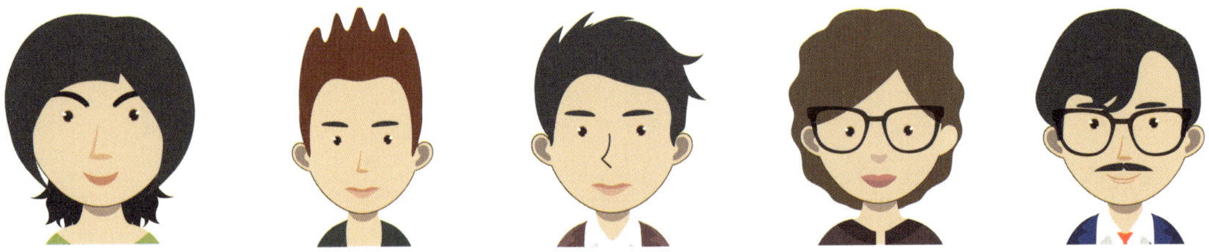

17일

날짜: _____ 년 _____ 월 _____ 일 _____ 요일   날씨: _____
시작 시각: _____ 시 _____ 분   마친 시각: _____ 시 _____ 분

전두엽 기능

다음 과일 중 그림과 이름이 일치하지 않는 것을 찾아 ○ 표시해 보세요.

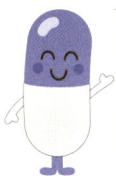 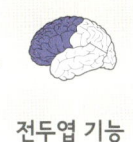 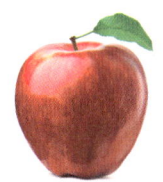 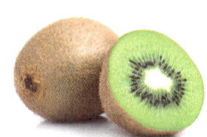

사과   멜론   오렌지   포도

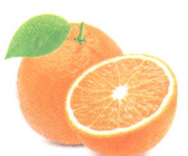 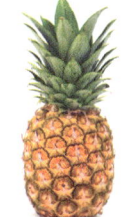 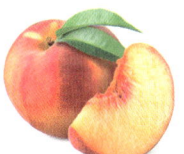 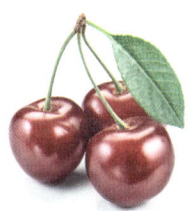

참외   파인애플   복숭아   바나나

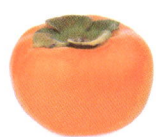 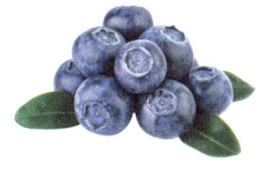 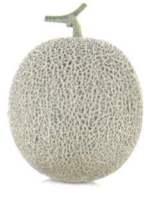 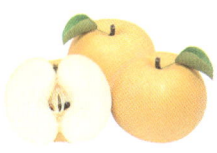

포도   블루베리   멜론   참외

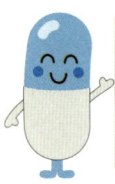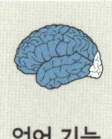

언어 기능

다음 문제를 풀어 보세요.

1. 우리나라의 행정구역을 생각나는 대로 많이 적어 보세요. (10개 이상)

_____ _____ _____ _____

_____ _____ _____ _____

_____ _____ _____ _____

2. 나라 이름을 생각나는 대로 많이 적어 보세요. (10개 이상)

_____ _____ _____ _____

_____ _____ _____ _____

_____ _____ _____ _____

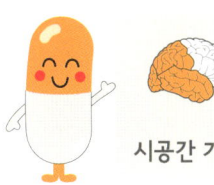

시공간 기능

보기 와 같이 단어를 180도 뒤집으면 어떤 모양이 될지 빈칸에 적어 보세요.

| 보기 | 다람쥐 → 눈물니 |

유리컵	→
붙이다	→
횡단보도	→
핸드폰	→
남자친구	→
꽹과리	→
애완동물	→

18일

날짜: ____년 ____월 ____일 ____요일 날씨: ____
시작 시각: ____시 ____분   마친 시각: ____시 ____분

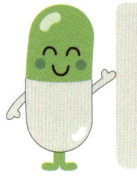 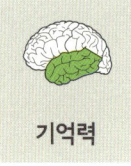

김창식 할아버지가 지금까지 다녀온 산을 지도에 표시해 놓았습니다. 산 이름과 위치를 잘 기억해 두세요.

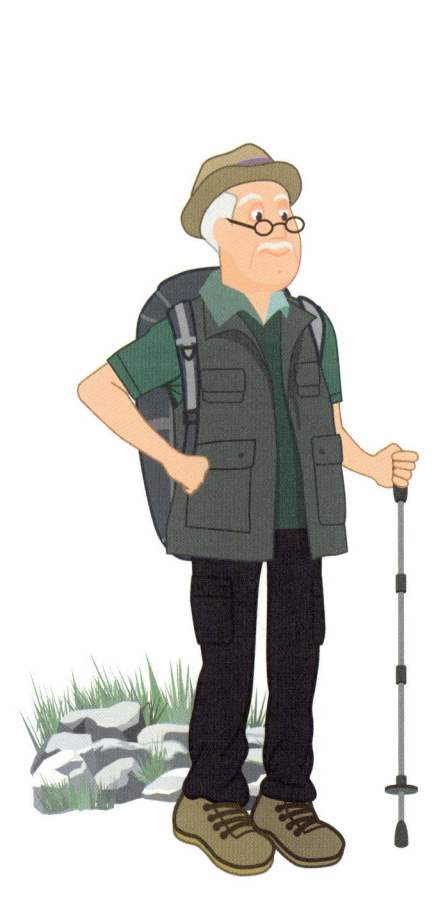
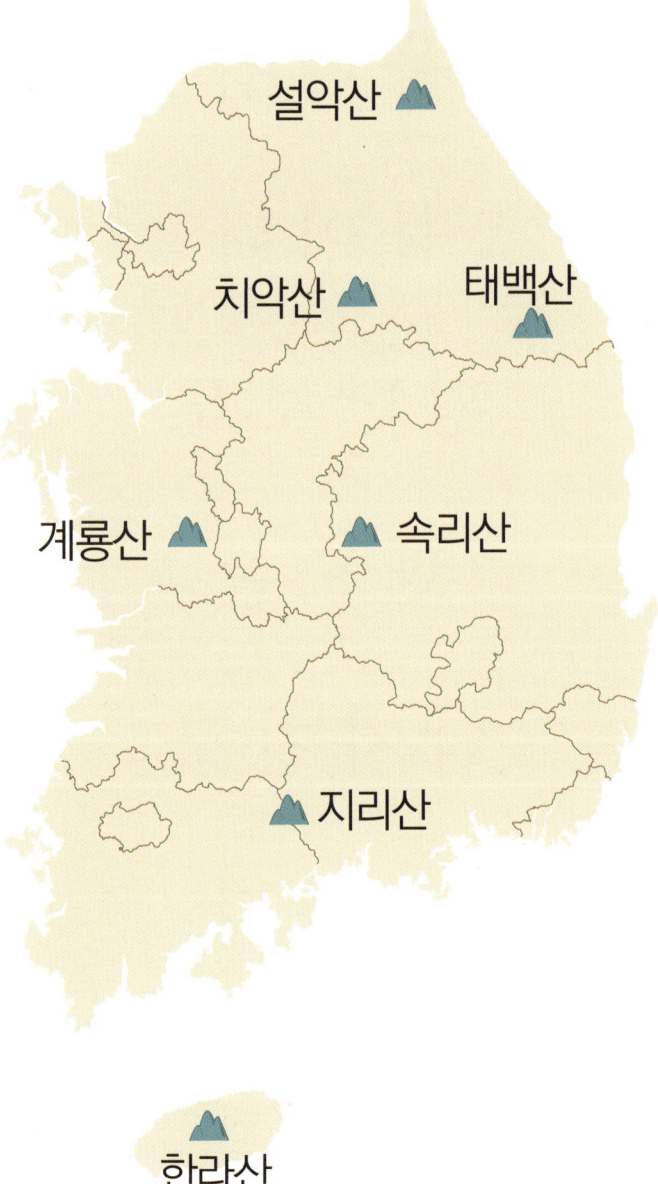
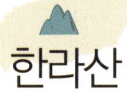

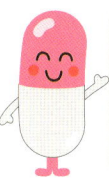 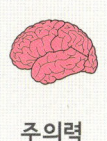

다음 표에서 ◇ 위에는 ◎ 표시를, ◎ 위에는 ◇ 표시를 해 보세요.

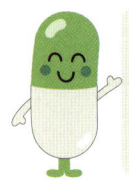 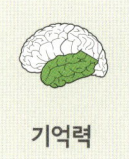 앞 장(74쪽)에서 기억한 내용을 떠올리며 다음 문제들을 풀어 보세요.

1. 김창식 할아버지가 다녀온 산 이름을 생각나는 대로 적어 보세요.
(   )

2. 김창식 할아버지가 다녀온 산이 아닌 것은 몇 번인가요?
(   )

① 무등산   ② 치악산
③ 한라산   ④ 지리산

3. (   )에 알맞은 산 이름을 적어 보세요.

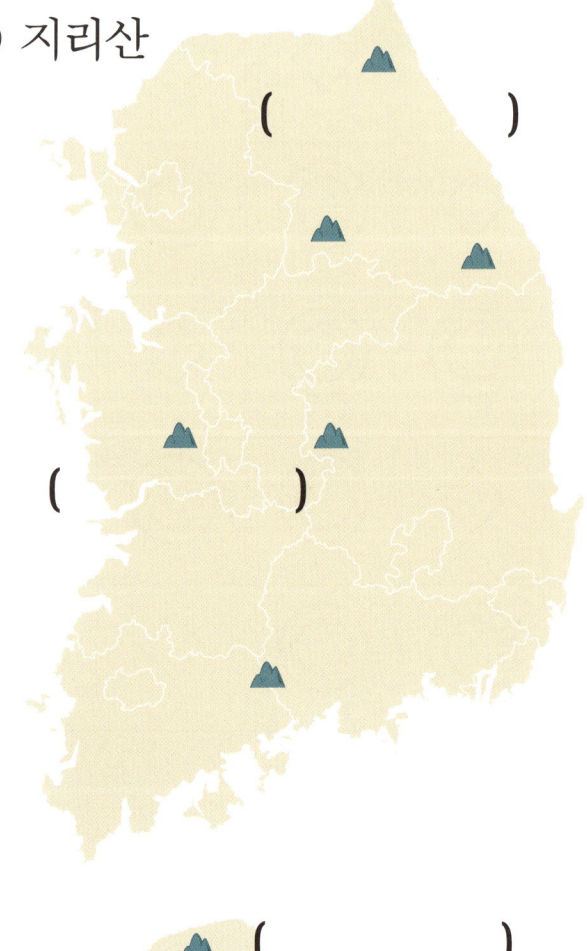

19일

날짜: _____ 년 ___ 월 ___ 일 ___ 요일   날씨: _____
시작 시각: ___ 시 ___ 분   마친 시각: ___ 시 ___ 분

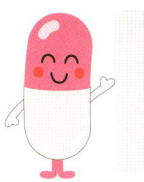 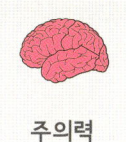
주의력

다음 글자들 가운데 '바'에는 ○ 표시하고 '버'에는 △ 표시해 보세요.

비	버	바	보	버	부
부	바	비	버	보	벼
바	버	벼	부	버	보
부	비	버	바	바	버
비	베	부	버	보	바
비	버	바	벼	비	브
바	비	버	벼	보	바
브	뱌	벼	버	바	비

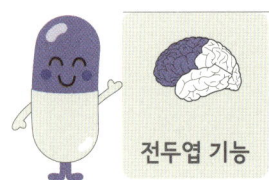
전두엽 기능

다음은 육십갑자 연도에 대한 설명입니다. 2018년은 무술년이라고 하지요. 여기서 '무'는 천간(10간)을 '술'은 지지(12지지)를 의미합니다. 아래에 표를 보시고 문제를 풀어 보세요.

천간=10간

갑	을	병	정	무	기	경	신	임	계

지지=12지

자	축	인	묘	진	사	오	미	신	유	술	해
쥐	소	범	토끼	용	뱀	말	양	원숭이	닭	개	돼지

1. 올해는 2018 무술년입니다. 작년은 무슨 해였나요?
   (   )

2. 자신이 태어난 연도를 쓰시고, 그 해의 이름을 적어 보세요.
   (   )

3. 서울 올림픽이 열린 해는 1988년입니다. 1988년은 무슨 해였나요?
   (   )

4. 서울시가 추진중인 '도시계획 2030'이라는 것이 있습니다. 2030년은 무슨 해일까요?
   (   )

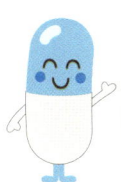
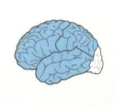

언어 기능

다음 과일 또는 동물 이름을 (　)에 적어 보세요.

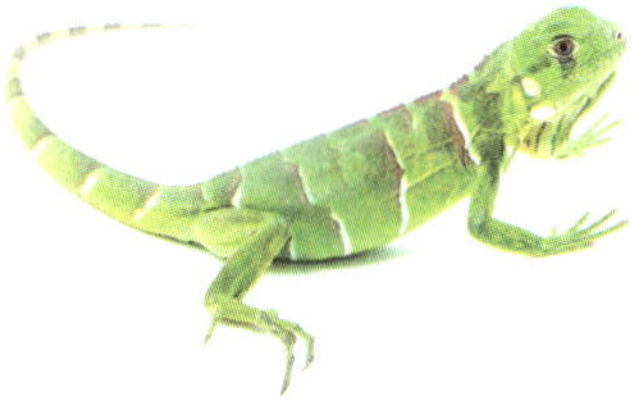

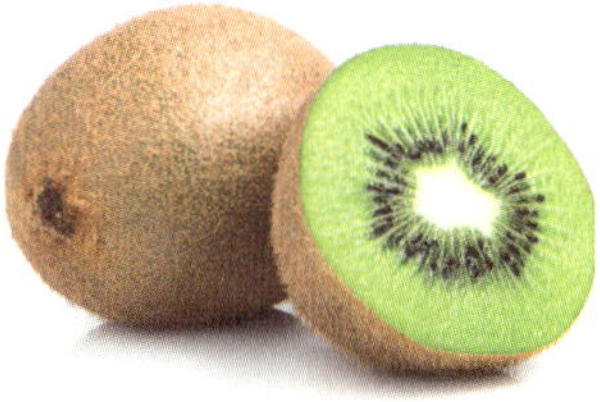

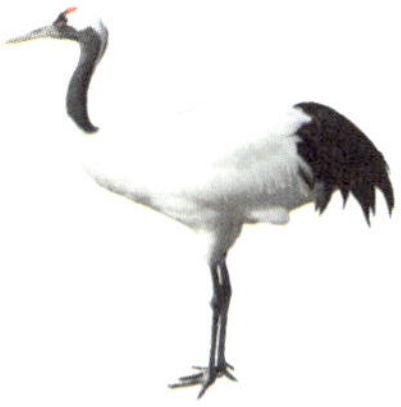

(　　　　)　(　　　　)　(　　　　)

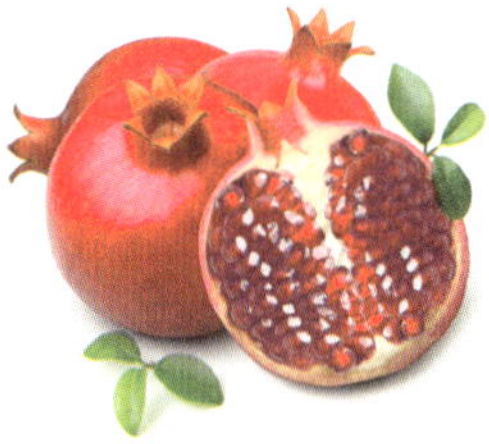

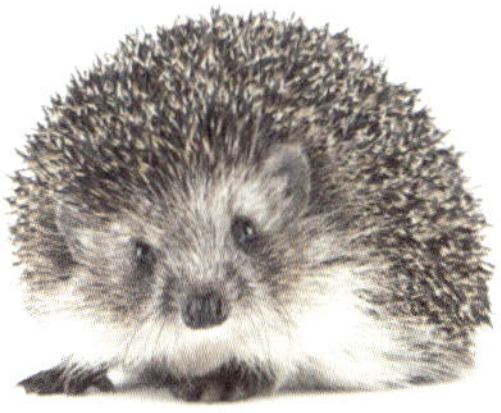

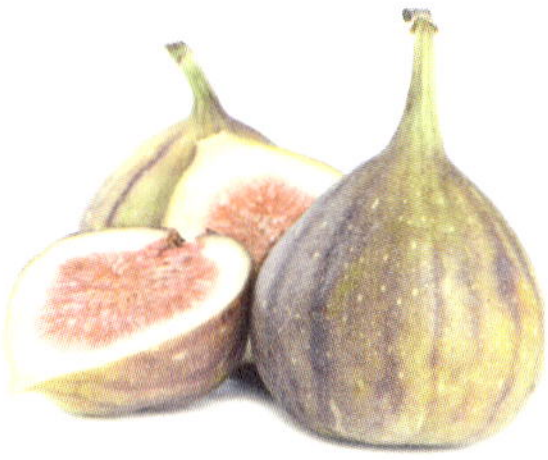

(　　　　)　(　　　　)　(　　　　)

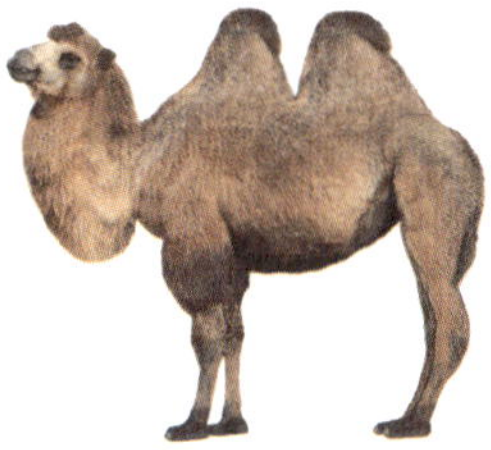

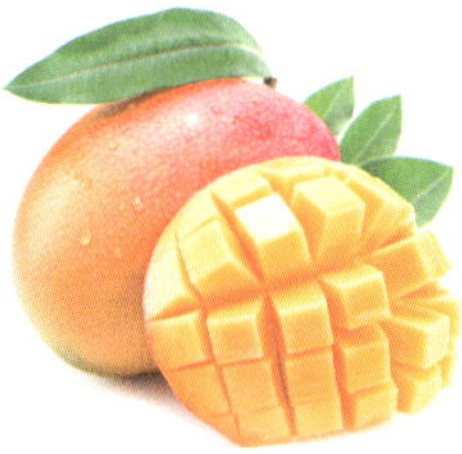

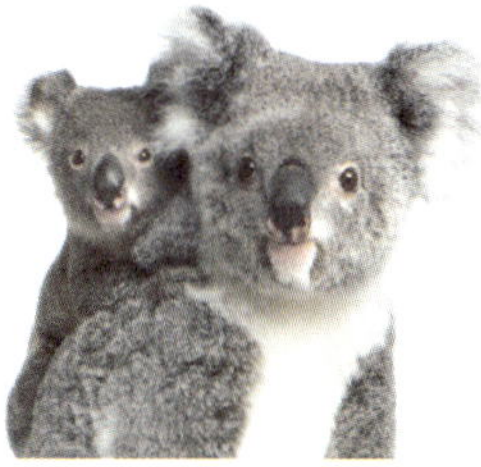

(　　　　)　(　　　　)　(　　　　)

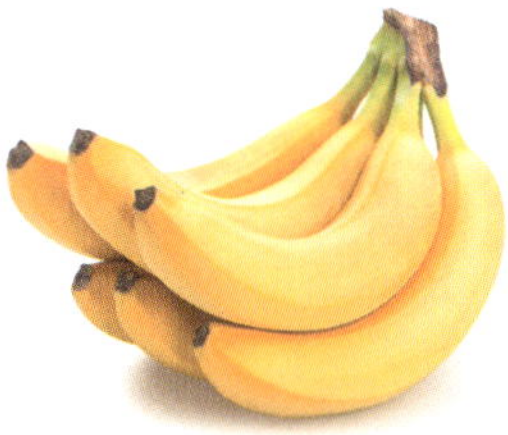

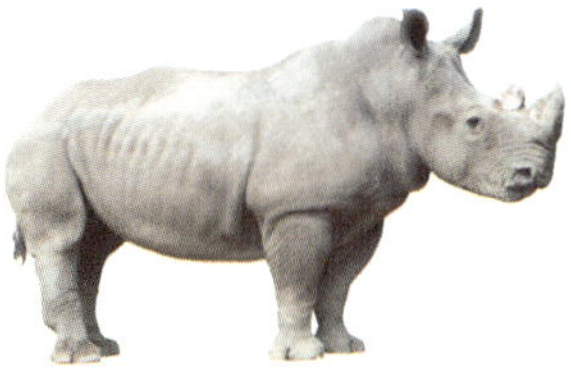

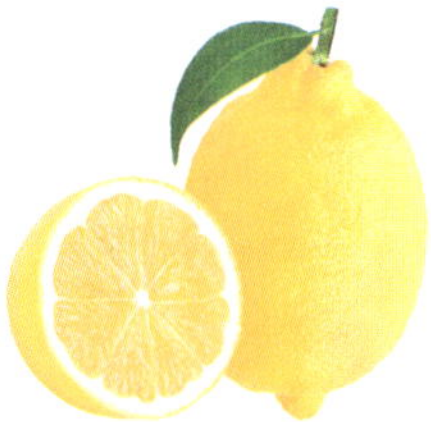

(　　　　)　(　　　　)　(　　　　)

20일

날짜: ____년 ____월 ____일 ____요일 날씨: _____
시작 시각: ____시 ____분   마친 시각: ____시 ____분

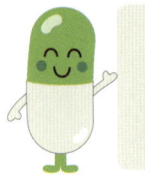 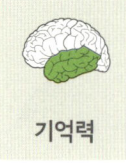
기억력

다음 단어 목록을 기억해 보려 합니다. 기억을 돕기 위해 오른쪽 빈칸에 그림을 그려 보세요. 마치 화가처럼 잘 그리려 애쓸 필요는 없습니다. 편하고 자유롭게 그려 보세요.

눈사람	
기타	
사과	
부채	
사다리	

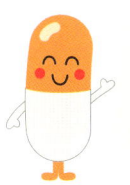 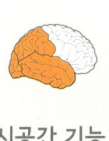

왼쪽 그림과 똑같이 오른쪽에 색칠해 보세요.

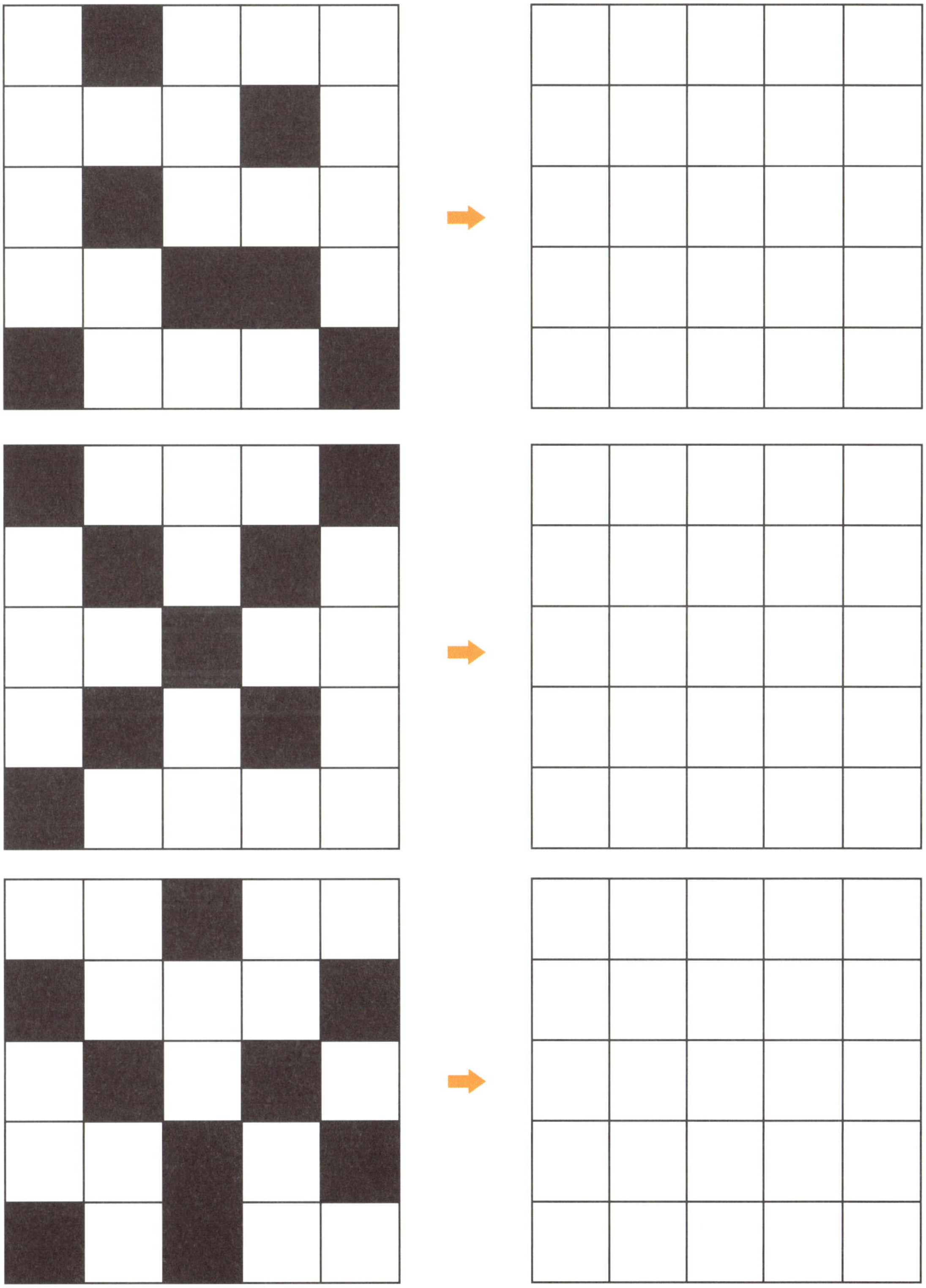

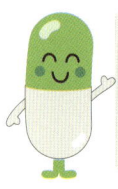 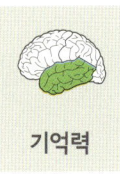

기억력

앞 장(80쪽)에서 그림을 그리며 기억했던 단어 목록을 왼쪽 빈칸에 적어 보세요. 앞서 그렸던 그림도 떠올리며 오른쪽 빈칸에 다시 한 번 그려보세요.

21일

날짜: ___년 ___월 ___일 ___요일   날씨: ___
시작 시각: ___시 ___분   마친 시각: ___시 ___분

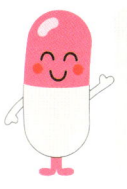 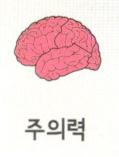

주의력

다음 문제를 풀어 보세요.

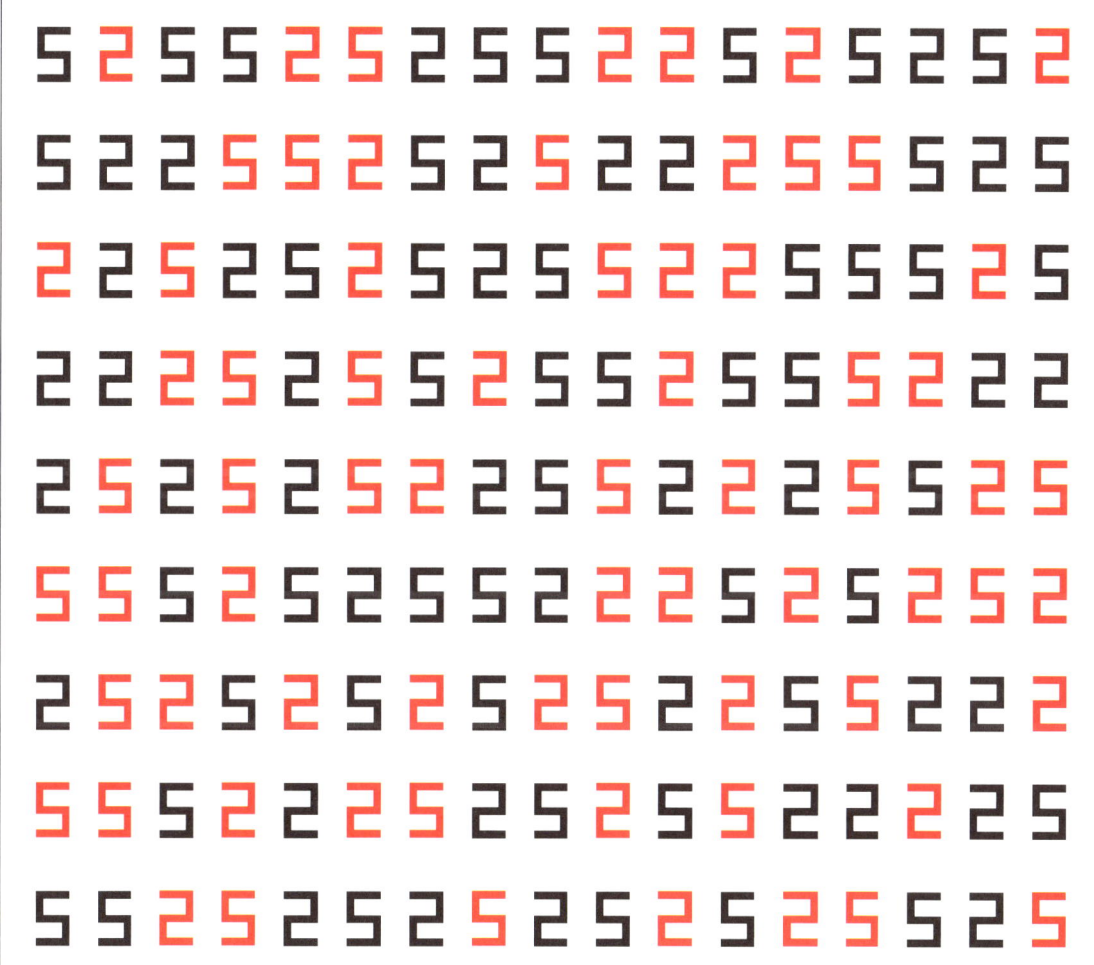

1. 빨간색 5는 모두 몇 개인가요? (　　　　)

2. 2는 모두 몇 개인가요? (　　　　)

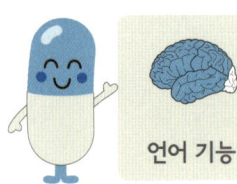

다음 문제를 풀어 보세요.

1. 다음 자음을 이용해 만들 수 있는 두 글자 단어 10개를 적어 보세요.

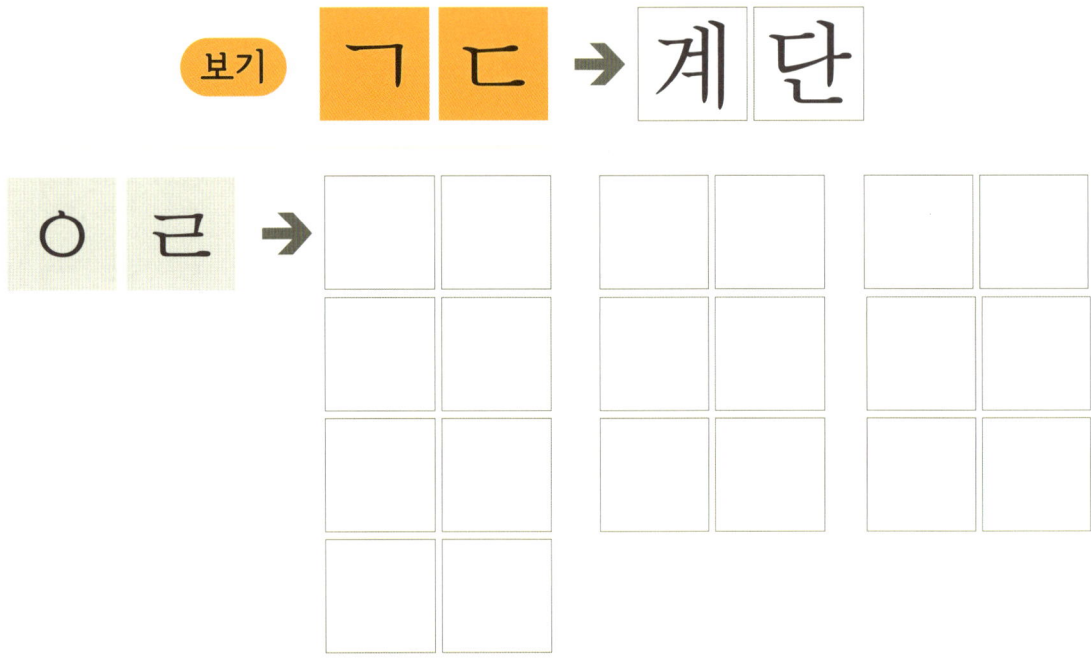

2. 다음 자음을 이용해 만들 수 있는 세 글자 단어 6개를 적어 보세요.

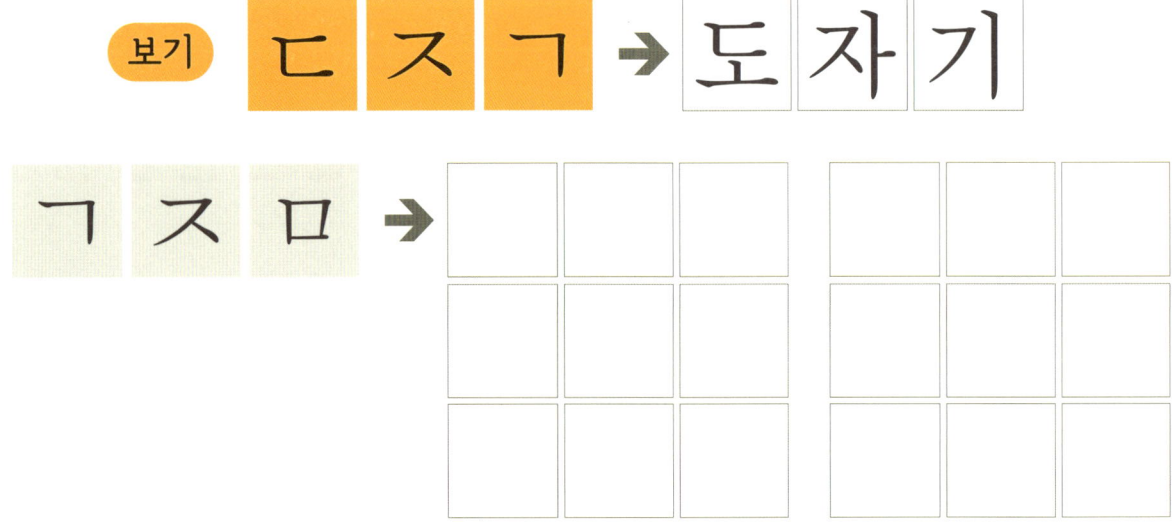

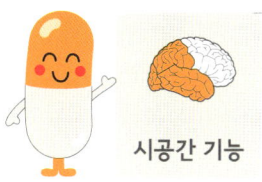

왼쪽 그림을 잘 보고 오른쪽에 똑같이 그려 보세요. 선이 지나는 점의 위치를 잘 확인하고 정확하게 그려 보세요.

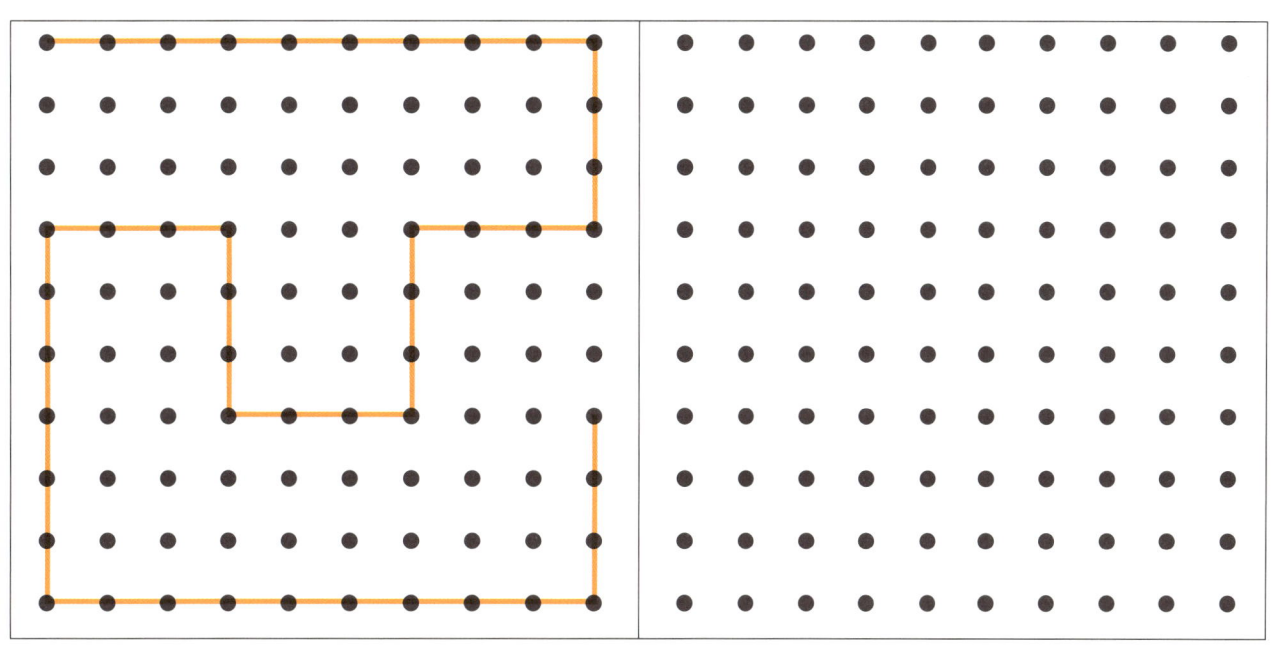

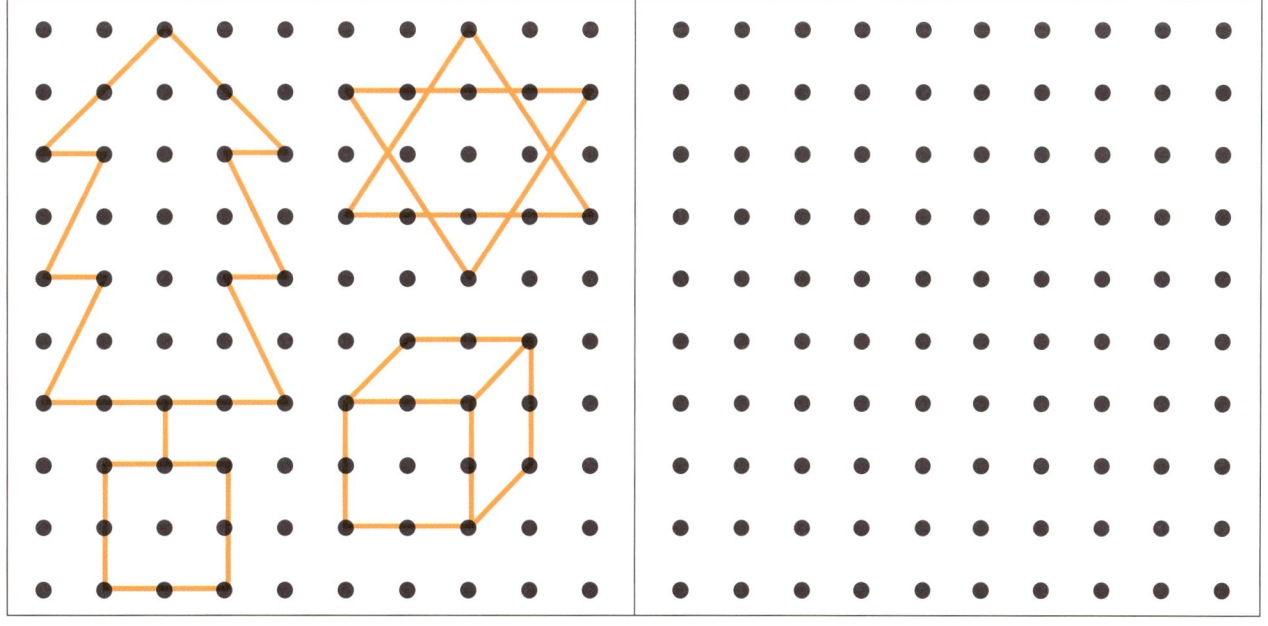

22일

날짜: _____년 ___월 ___일 ___요일   날씨: _____
시작 시각: ___시 ___분   마친 시각: ___시 ___분

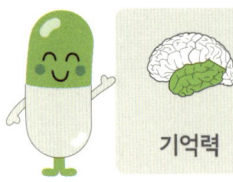 **기억력**

서랍 속에 같은 종류의 물건을 나누어 담았습니다. 종류가 다른 것을 골라 × 표시해 보세요. 그리고 각 서랍 안의 물건을 잘 기억해 두세요.

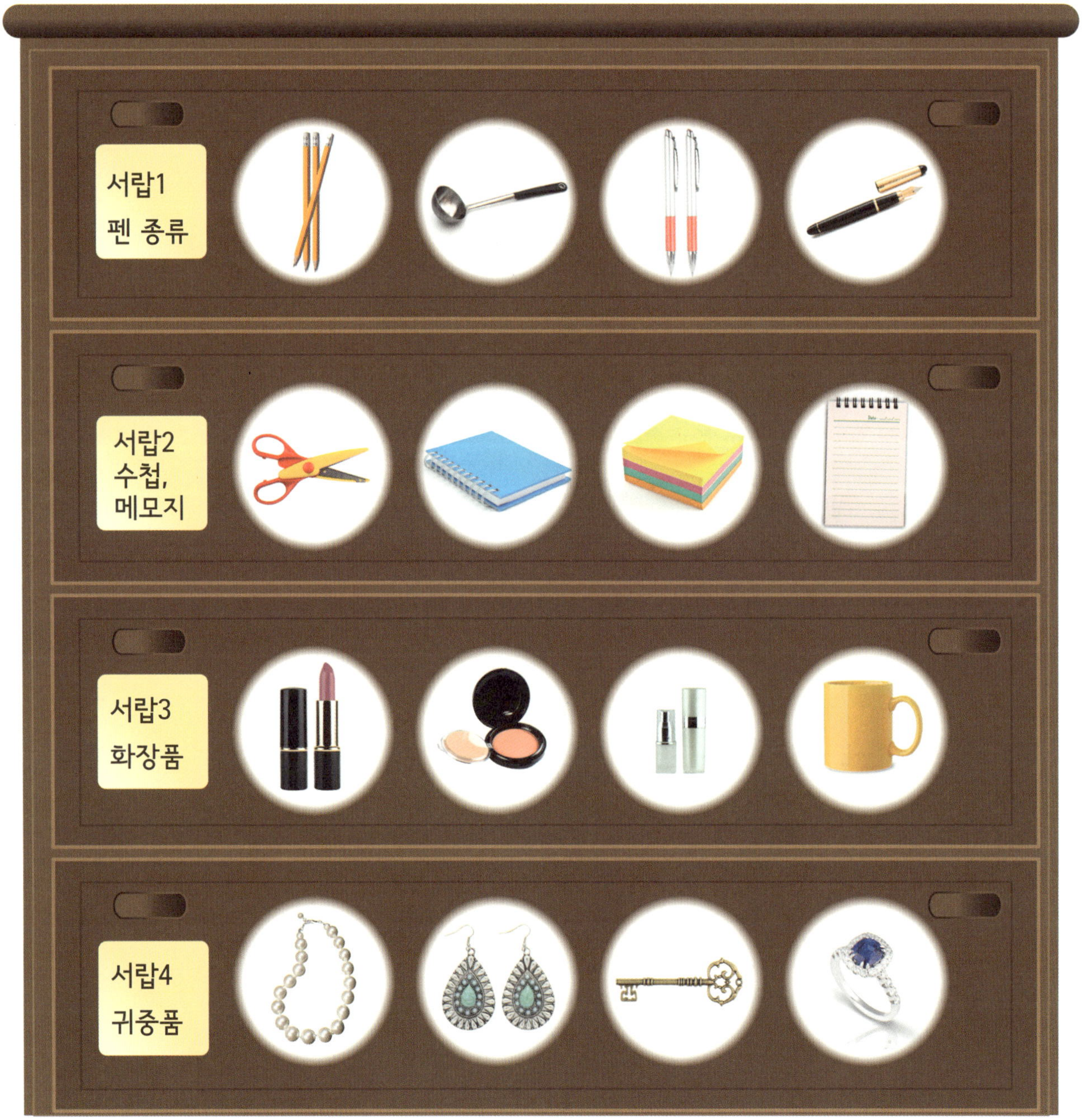

서랍1 펜 종류: 연필, 국자, 볼펜, 만년필

서랍2 수첩, 메모지: 가위, 수첩, 메모지, 메모장

서랍3 화장품: 립스틱, 파운데이션, 향수, 머그컵

서랍4 귀중품: 진주목걸이, 귀걸이, 열쇠, 반지

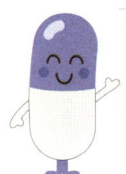 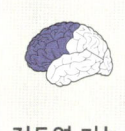
전두엽 기능

다음 문제를 풀어 보세요. 보기 에서 골라 (   )에 답을 적어 보세요.

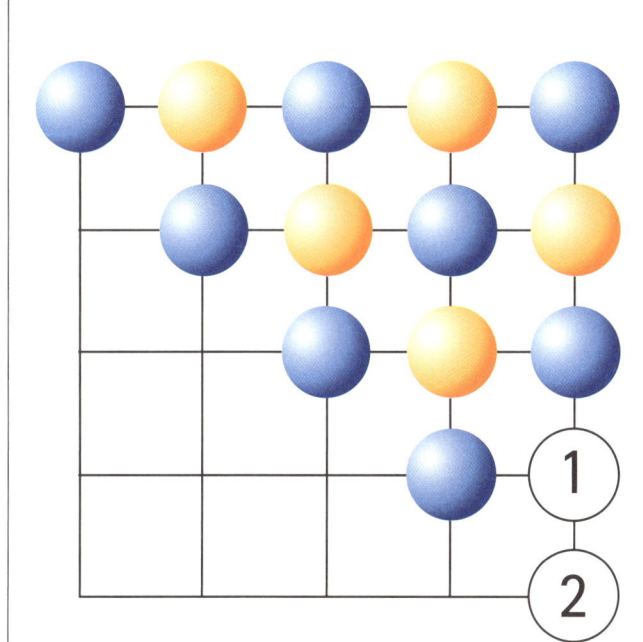

보기

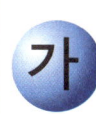 가

나

다

1. 1번에 들어갈 공은?
   (   )

2. 2번에 들어갈 공은?
   (   )

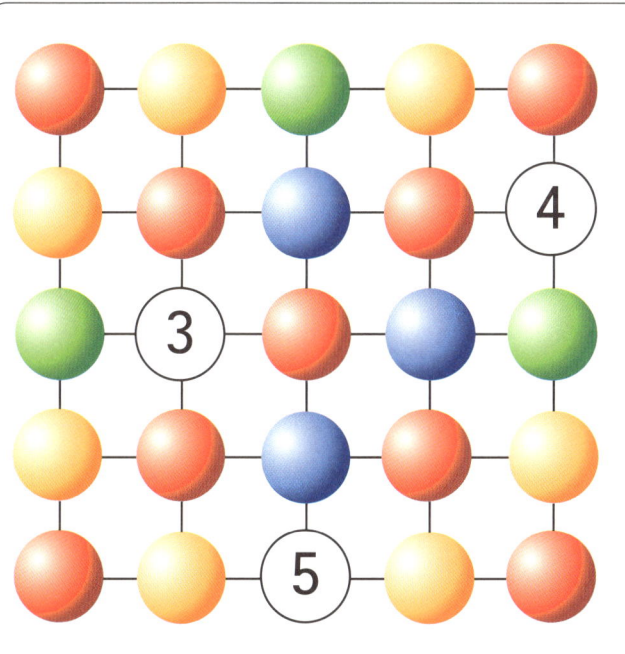

보기

 라

마

바

사

3. 3번에 들어갈 공은?
   (   )

4. 4번에 들어갈 공은?
   (   )

5. 5번에 들어갈 공은?
   (   )

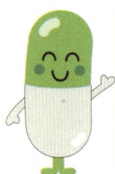 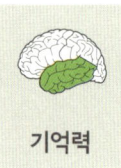

앞 장(86쪽)에서 서랍 속에 물건을 기억하였습니다. 각 서랍 속에 실제 있었던 물건만 정확히 골라서 ○ 표시해 보세요.

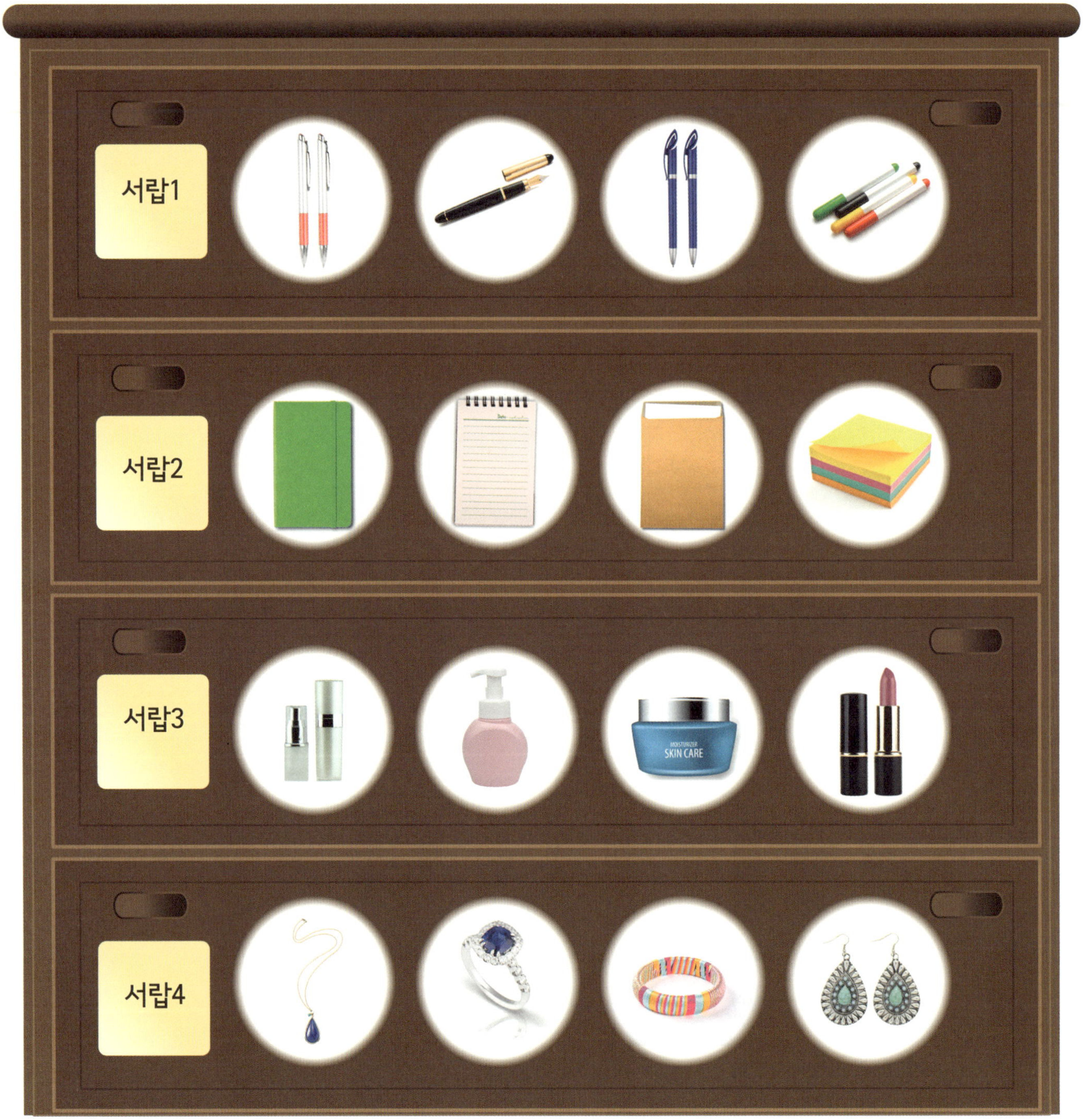

23일

날짜: _____ 년 ___ 월 ___ 일 ___ 요일   날씨: _____
시작 시각: ___ 시 ___ 분   마친 시각: ___ 시 ___ 분

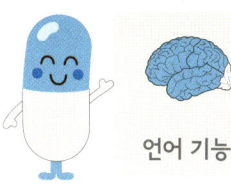
언어 기능

다음 문제를 풀어 보세요.

1. 다음 중 어색한 문장은 몇 번인가요? (　　)

   ① 손님, 카드와 영수증을 받아 가세요.
   ② 할아버지 여기에 목도리를 두고 가셨네요.
   ③ 불고기버거와 감자 튀김 세트가 나오셨습니다.
   ④ 관심과 사랑 감사합니다.

2. 다음 이야기를 읽고 종현 씨의 기분을 가장 잘 표현한 것은 몇 번인가요? (　　)

   > 종현씨는 회사를 가기 위해 지하철을 탔습니다. 사람이 많아 틈을 비집고 겨우 지하철을 탔고, 내리는 문 앞에 서서 회사에 가서 해야 할 업무를 체크하기 위해 핸드폰을 보고 있었습니다. 다음 정류장에서 더 많은 사람들이 타기 시작했고, 종현 씨는 인파에 밀려 손에 들고 있던 핸드폰을 떨어트렸습니다. 많은 사람들 틈으로 핸드폰을 잡으려고 하였으나 쉽지 않아 계속 끙끙 거렸습니다. 결국 종현 씨는 내려야 할 정류장에서 내리지 못했고, 회사에도 지각하게 되었습니다.

   ① 기쁨   ② 화남   ③ 슬픔   ④ 놀람

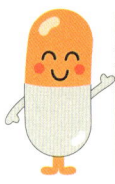 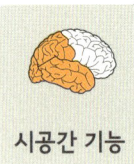 다음 도형들의 전개도가 어떤 것인지 찾아 (   )에 번호를 적어 보세요.

1. (   )

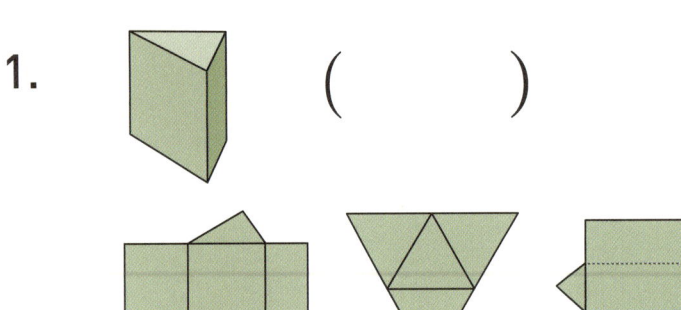

① ② ③ ④

2. (   )

① ② ③ ④

3. (   )

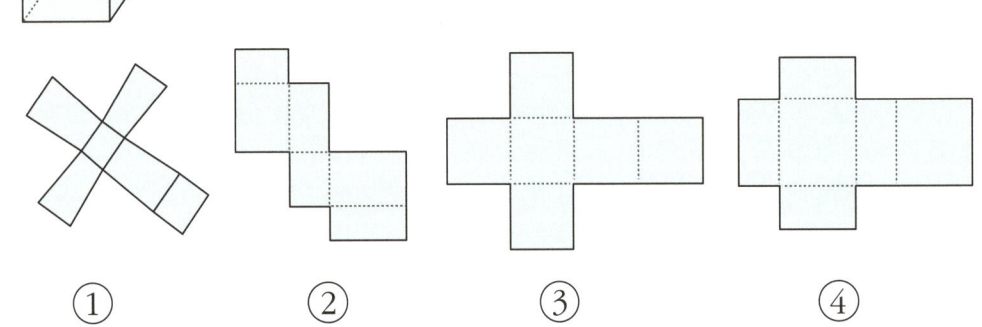

① ② ③ ④

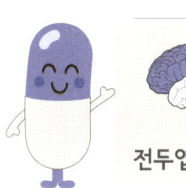

전두엽 기능

다음 글을 읽고 계산 문제를 풀어 보세요.

1. 선미는 마트에 가서 계란 3판을 샀습니다. 계란을 1판씩 카트에 넣다가 계란 2개가 깨졌습니다. 집에 가면서 옆집 할머니께 계란을 12개 드렸고, 집에 들어와 4개를 삶아 먹었습니다, 현재 남아 있는 계란은 총 몇 개일까요?
(계란 한 판은 30개)
(   ) 개

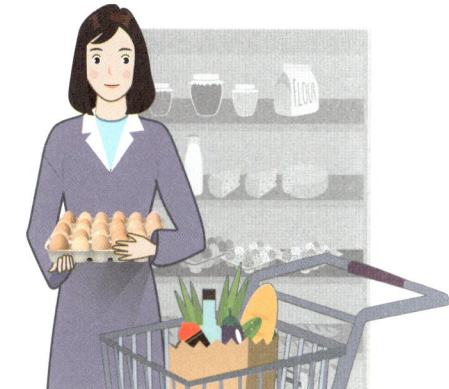

2. 하민이의 나이는 18살이고, 하진이의 나이는 13살입니다. 하민이의 할아버지는 하민이보다 47살 더 많고, 하진이의 할아버지는 하진이보다 50살 더 많습니다. 누구의 할아버지가 몇 살 더 많을까요?
(   )

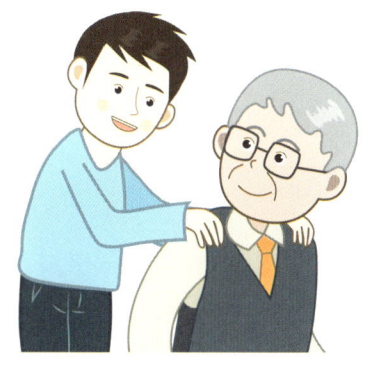
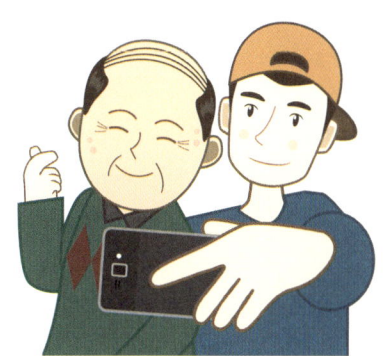

24일

날짜: ____ 년 ____ 월 ____ 일 ____ 요일 날씨: ____
시작 시각: ____ 시 ____ 분   마친 시각: ____ 시 ____ 분

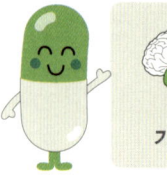 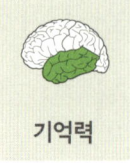

'숫자-물건 이름-동물 이름'이 짝을 이루고 있습니다. 잘 보고 기억해 두세요.

숫자	물건 이름	동물 이름
1	모자	거북이
3	그릇	돼지
5	라면	여우
7	운동화	고양이
9	초코릿	토끼

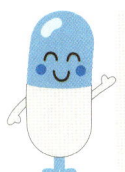 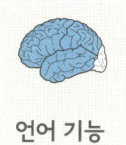 다음 주사위 가운데 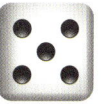 모양을 찾아 ◯ 표시해 보세요.

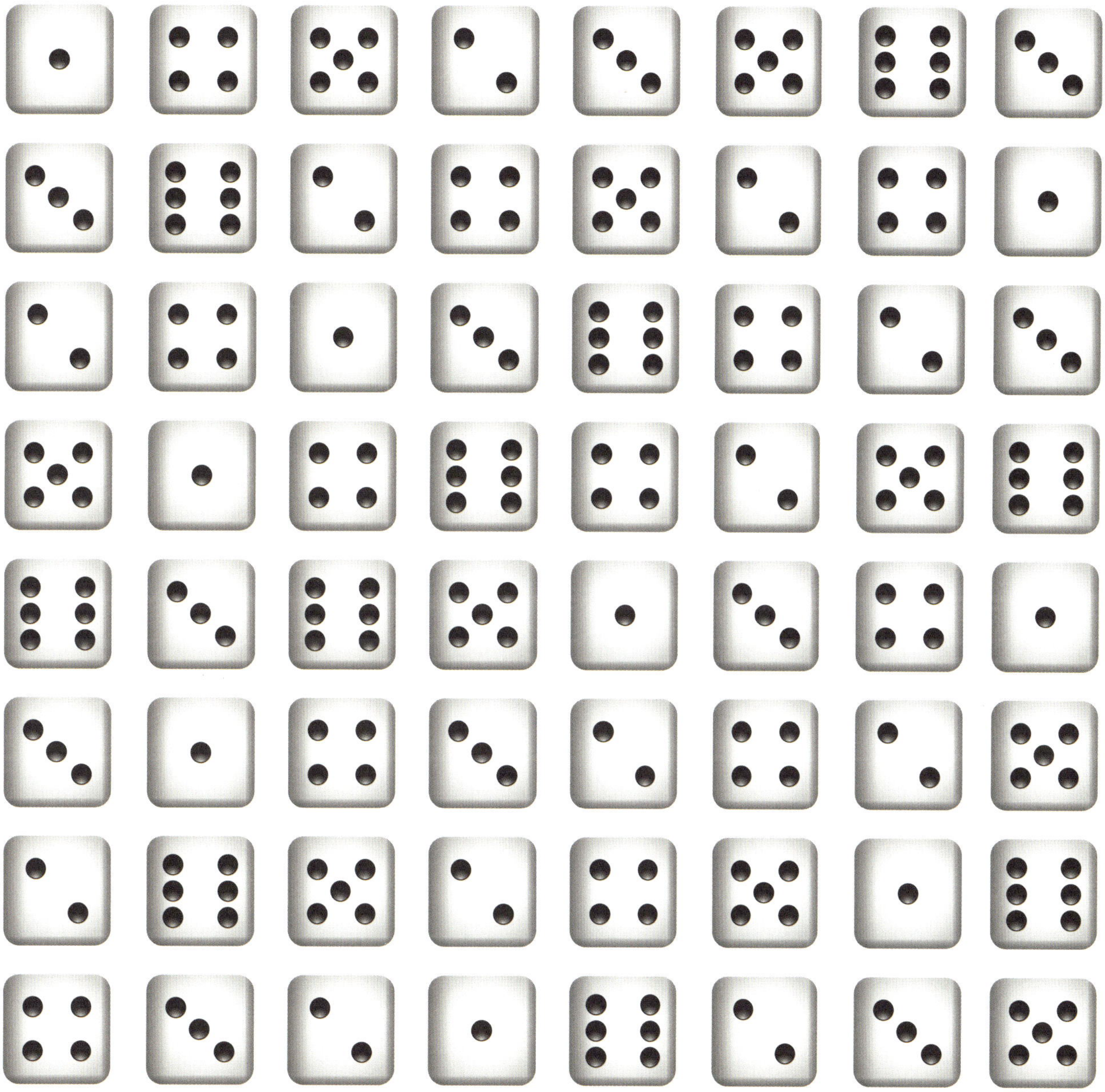

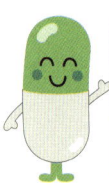 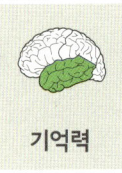 앞 장(92쪽)에서 기억한 '숫자-물건 이름-동물 이름'의 짝을 떠올리며 알맞게 연결해 보세요.

1	• •	운동화	• •	토끼
9	• •	모자	• •	돼지
5	• •	초콜릿	• •	거북이
3	• •	라면	• •	여우
7	• •	그릇	• •	고양이

25일

날짜: _____ 년 _____ 월 _____ 일 _____ 요일   날씨: _____
시작 시각: _____ 시 _____ 분   마친 시각: _____ 시 _____ 분

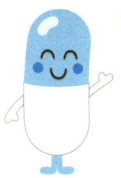 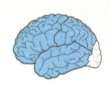
언어 기능

다음 (   )에 알맞은 번호를 보기 에서 골라 적어 보세요.

보기
① 새록새록   ② 도둑   ③ 쏟아질 것 같았다   ④ 넓혀야겠다
⑤ 좀이 쑤신다   ⑥ 꿀맛   ⑦ 마음을 사로잡았다

1. 우리 집 강아지가 (   )이 창문을 깨고 들어오는 것을 보고 짖기 시작했다.

2. 그 가수는 매력적인 목소리를 가졌다. 그녀의 목소리는 우리의 (   ).

3. 갑자기 정전이 되는 바람에 주변이 온통 어두워졌다. 밖으로 나갔더니 하늘에서 별들이 (   ).

4. 미세먼지로 인해 주말동안 바깥 활동을 자제하라고 한다. 집에만 있으려니 (   ).

5. 서랍을 정리하다 예전에 모아두었던 사진첩을 꺼내 보았다. 사진들을 보고 있자니 기억들이 (   ) 났다.

6. 새해에는 공부를 하면서 식견을 (   ).

7. 땀흘리고 먹는 밥맛이 (   )이지요.

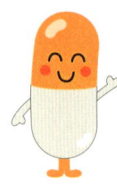 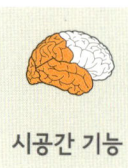 다음은 좌우가 대칭된 숫자를 찾는 문제입니다. 좌우가 대칭된 숫자란 5 ➡ 5(거울상) 이런 모양입니다.

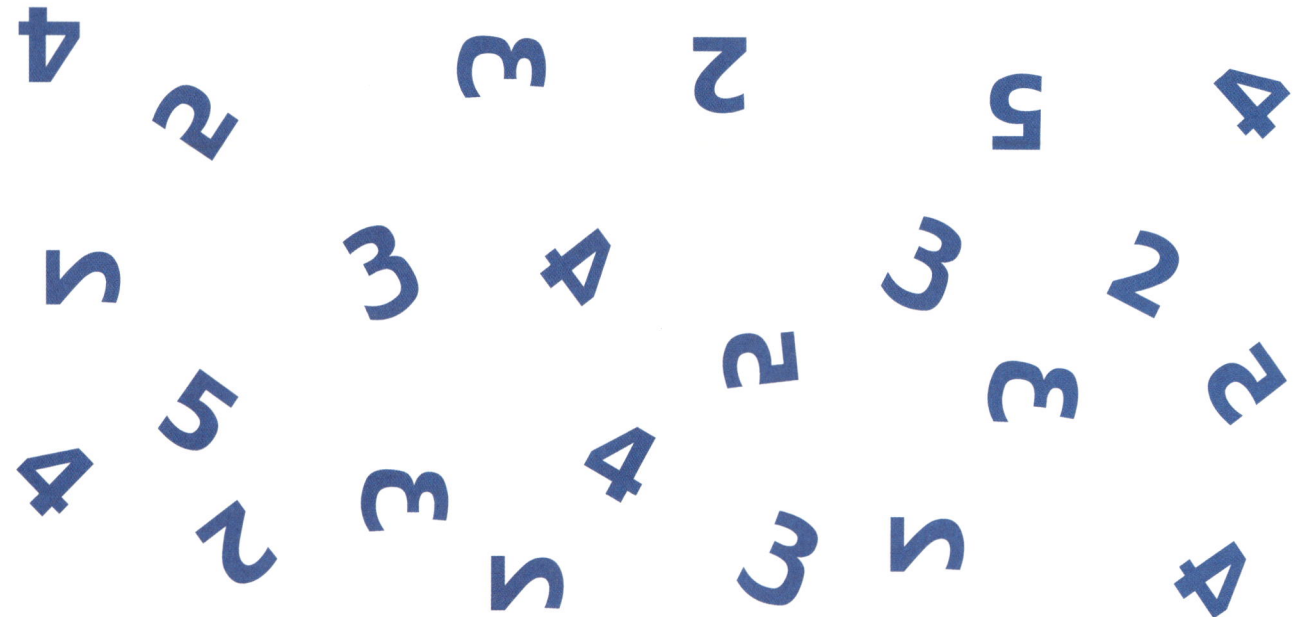

1. 좌우가 대칭된 5를 모두 찾아 ○ 표시해 보세요.

2. 좌우가 대칭된 2를 모두 찾아 △ 표시해 보세요.

3. 좌우가 대칭된 3을 모두 찾아 ✕ 표시해 보세요

4. 좌우가 대칭된 4를 모두 찾아 ◇ 보세요.

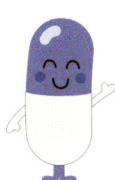

다음의 글을 읽고 "나는 누구"일 지 (　　)에 적어 보세요.

1. 나는 바다에서 살아요. 등이 푸른 생선 가운데 대표 주자입니다. 소금에 절여서 만든 자반으로 많이 먹어요.
   (　　　　　　　)

2. 까도까도 계속 나온다고 할 때 나를 많이 비유합니다. 식재료로 많이 사용하며, 썰 때 사람들이 눈물을 많이 흘리는데 구우면 단맛이 납니다.
   (　　　　　　　)

3. 바닷가에서 볼 수 있으며, 파도에 쓸려 다니며 소리를 냅니다. 여름에는 나를 이용해서 찜질하기도 합니다.
   (　　　　　　　)

4. 나는 바다에 살지만 동물이에요. 알을 낳지 않고 새끼를 낳지요. 술을 많이 먹는 사람을 나에 비유를 많이 합니다.
   (　　　　　　　)

5. 밥, 빵, 죽에 넣어 먹어요. 예로부터 붉은 색을 띠고 있어 악귀를 쫓는데 사용하기도 합니다.
   (　　　　　　　)

26일

날짜: _____ 년 ___ 월 ___ 일 ___ 요일   날씨: _____
시작 시각: ___ 시 ___ 분   마친 시각: ___ 시 ___ 분

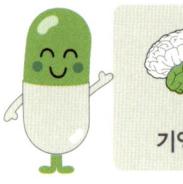
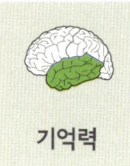

기억력

다음 타일 모양을 잘 기억해 두세요. 위치와 모양 모두를 잘 기억하셔야 합니다.

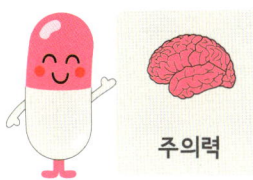

다음 그림에서 파란 숫자는 적혀진 숫자를 그대로 쓰고, 빨간 숫자는 개수를 세어서 적어 보세요.

1 1 1 1 1	3 3 3 3 3	4 4	5	6 6	3 3 3 3
1	**5**				
1 1	4 4 4 4 4	2 2 2 2 2	6 6	5 5 5	3 3
2 2 2 2 2 2	3 3 3 3	4 4 4 4	5 5 5 5	2 2 2 2	3 3 3 3 3
3 3 3 3 3	1 1 1	6 6 6 6 6	5 5	4	2 2 2
3 3 3 3	6 6	2 2 2	4 4 4	3 3	1 1 1 1 1
6 6	4	1 1 1	5 5 5 5	3 3 3 3	2 2 2 2 2

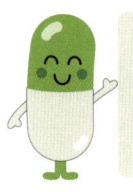 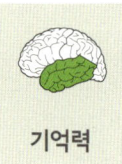

기억력

앞 장(98쪽)에서 기억한 내용을 떠올리며 해당 위치에 맞는 타일 번호를 적어 보세요.

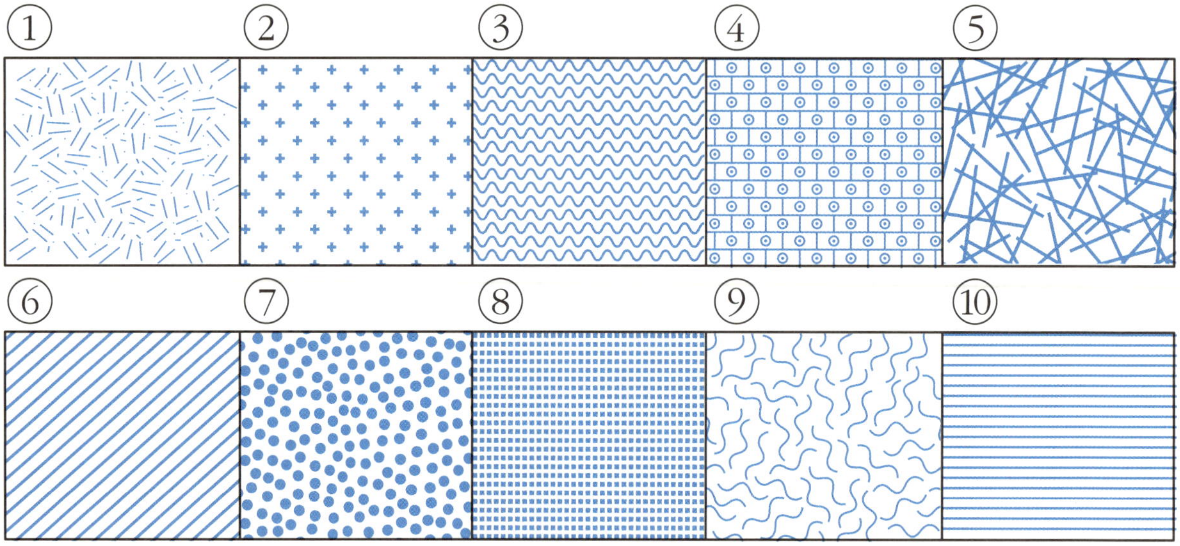

27일

날짜: _____ 년 ____ 월 ____ 일 ____ 요일 날씨: _____
시작 시각: ____ 시 ____ 분   마친 시각: ____ 시 ____ 분

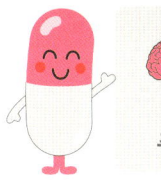
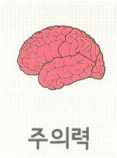
주의력

다음 나뭇잎 모양 중에서 왼쪽 잎은 파란색, 오른쪽 잎은 연두색인 나뭇잎은 모두 몇 개인가요? (   ) 개

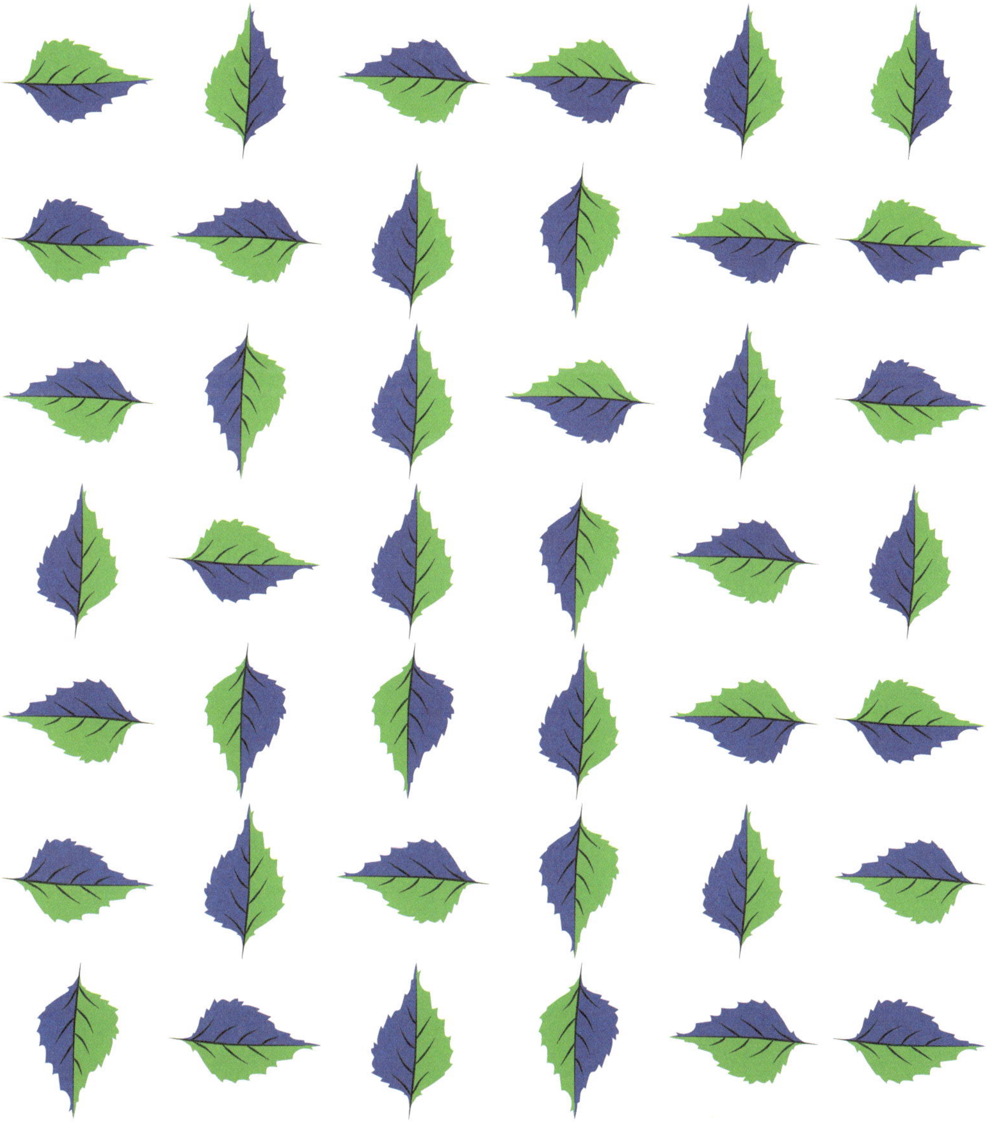

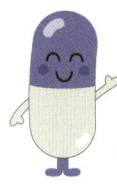 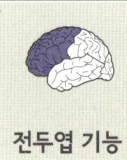 다음 도형을 잘 보면서 바로 앞의 도형과 모양이 똑같은 경우에만 ✕ 표시해 보세요.

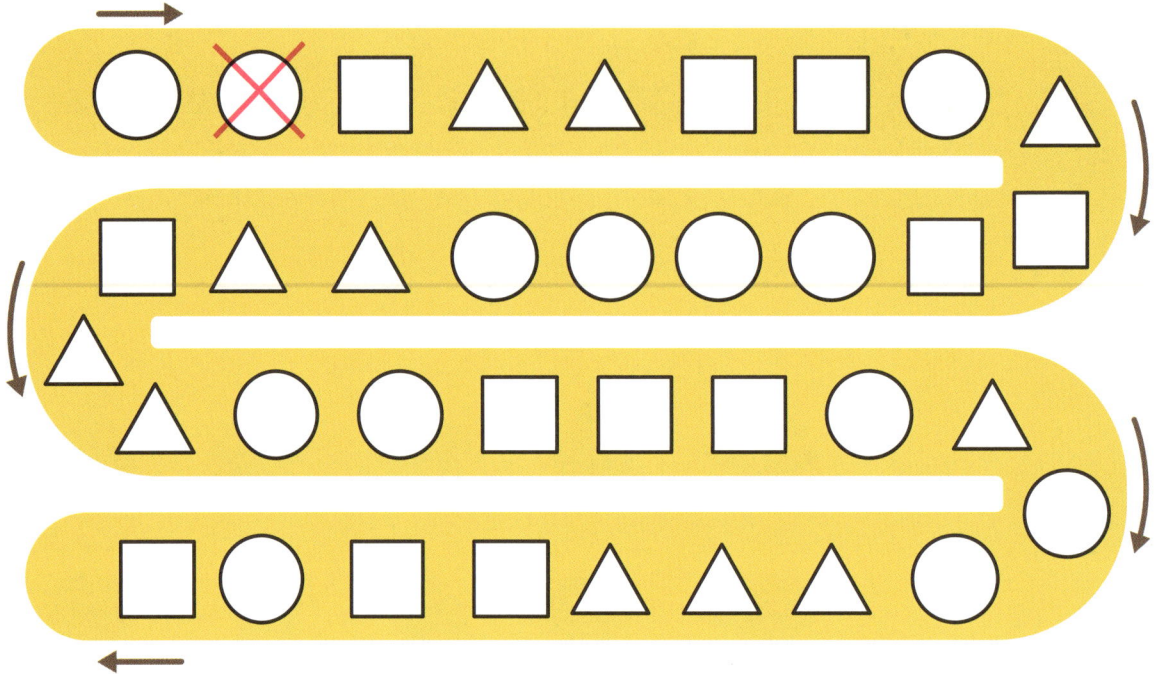

다음 도형을 잘 보면서 2칸 앞의 도형과 모양이 똑같은 경우에만 ✕ 표시해 보세요.

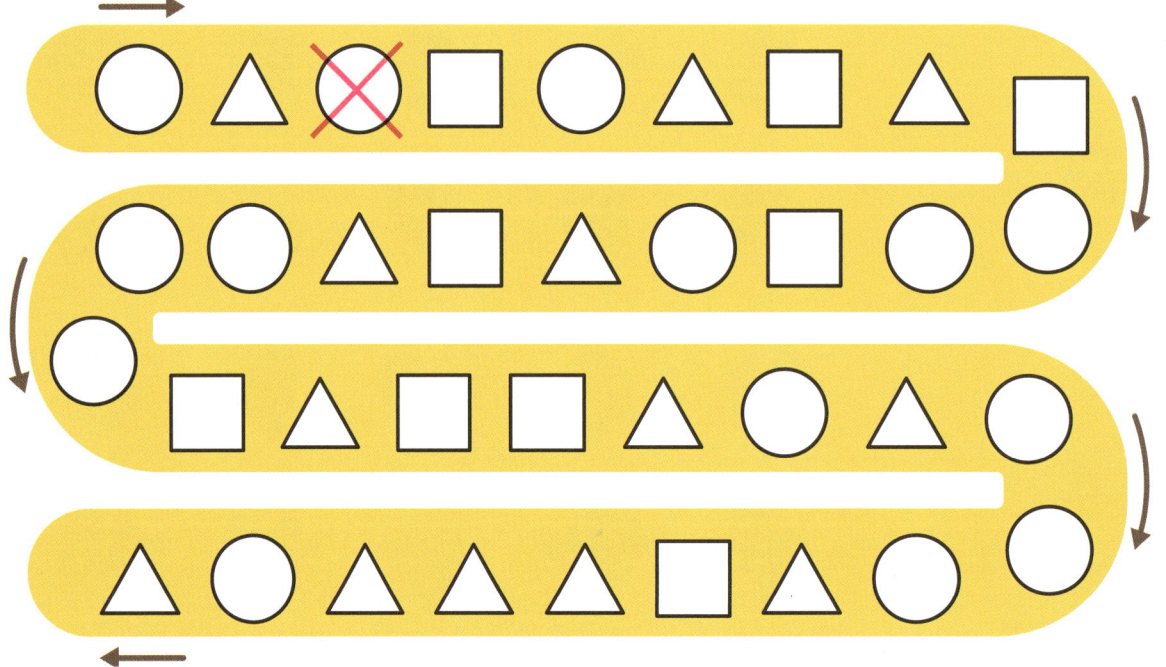

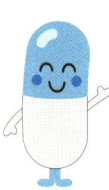 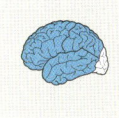

언어 기능

이름을 한번 지어 볼까요? '박'씨 성을 가진 남자아이의 이름을 생각나는 대로 만들어 보세요. 그리고 가장 마음에 드는 이름 하나를 골라 ○ 표시해 보세요.

박○○ _____

_____

_____

_____

■ '신'씨 성을 가진 여자아이의 이름을 생각나는 대로 만들어 보세요. 그리고 가장 마음에 드는 이름 하나를 골라 ○ 표시해 보세요.

신○○ _____

_____

_____

_____

28일

날짜: _____ 년 ___ 월 ___ 일 ___ 요일   날씨: _____
시작 시각: ___ 시 ___ 분   마친 시각: ___ 시 ___ 분

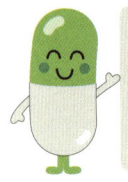 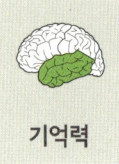

진영숙 씨는 현재 강남역 근처에 살고 있습니다. KTX 기차를 타러 서울역으로 가야 합니다. 지하철을 타고 강남역에서 서울역으로 갈 때, 가장 빠른 코스를 노선도 위에 표시해 보세요. 그리고 지나는 역의 이름을 아래에 적어 보세요.

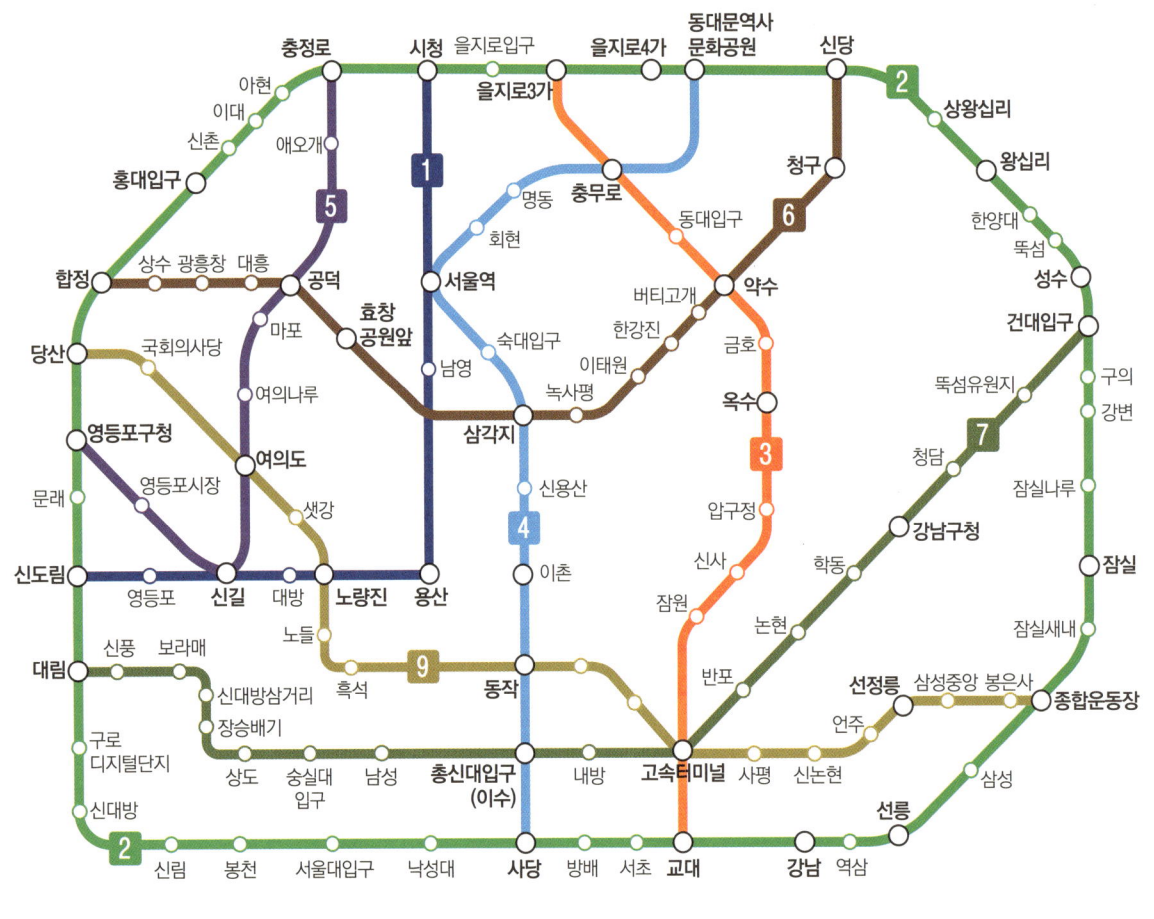

1.	2호선	강남역	4.	___호선		7.	___호선		10.	___호선	
2.	___호선		5.	___호선		8.	___호선		11.	___호선	
3.	___호선		6.	___호선		9.	___호선		12.	___호선	서울역

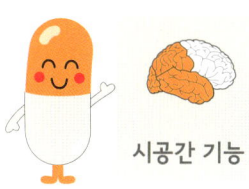

다음은 미로찾기 게임입니다. 출발지점에서부터 도착지점까지 빠져나갈 수 있는 길을 선으로 표시해 보세요.

1.
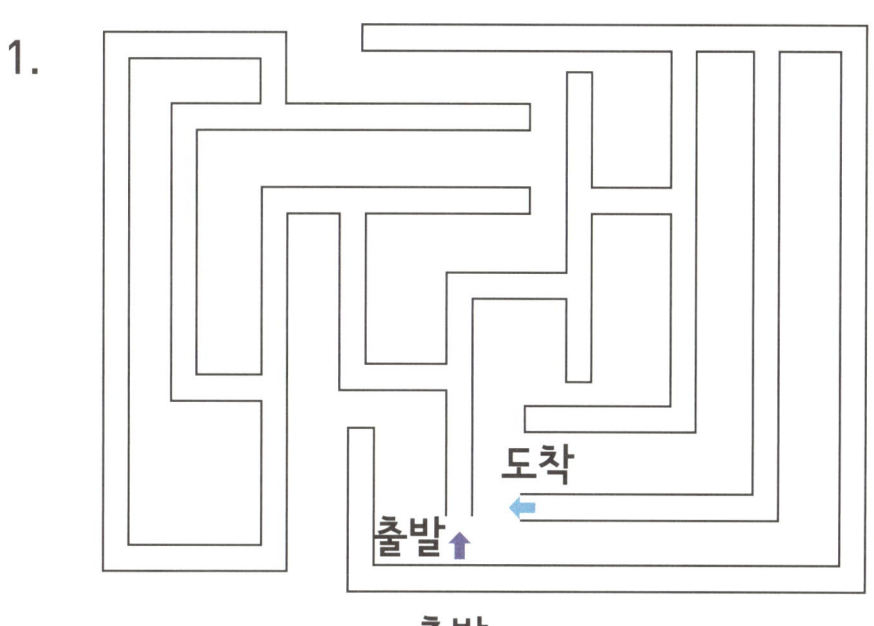

2.
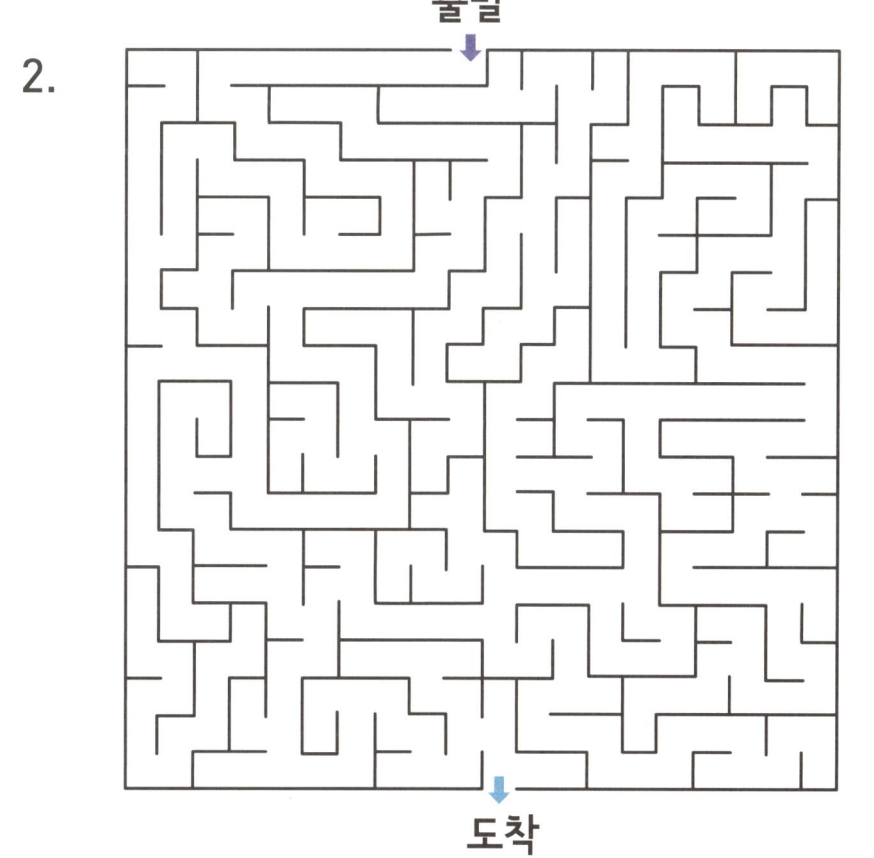

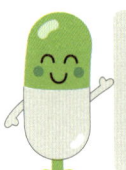
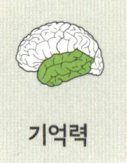

기억력

앞 장(104쪽)에서 진영숙 씨는 지하철을 타고 외출을 했습니다. 어느 역에서 어느 역으로 이동했는지 ( )에 적어보세요. 그리고 이동 경로를 지하철 지도 위에 표시해 보세요.

(   ) ➡ (   )

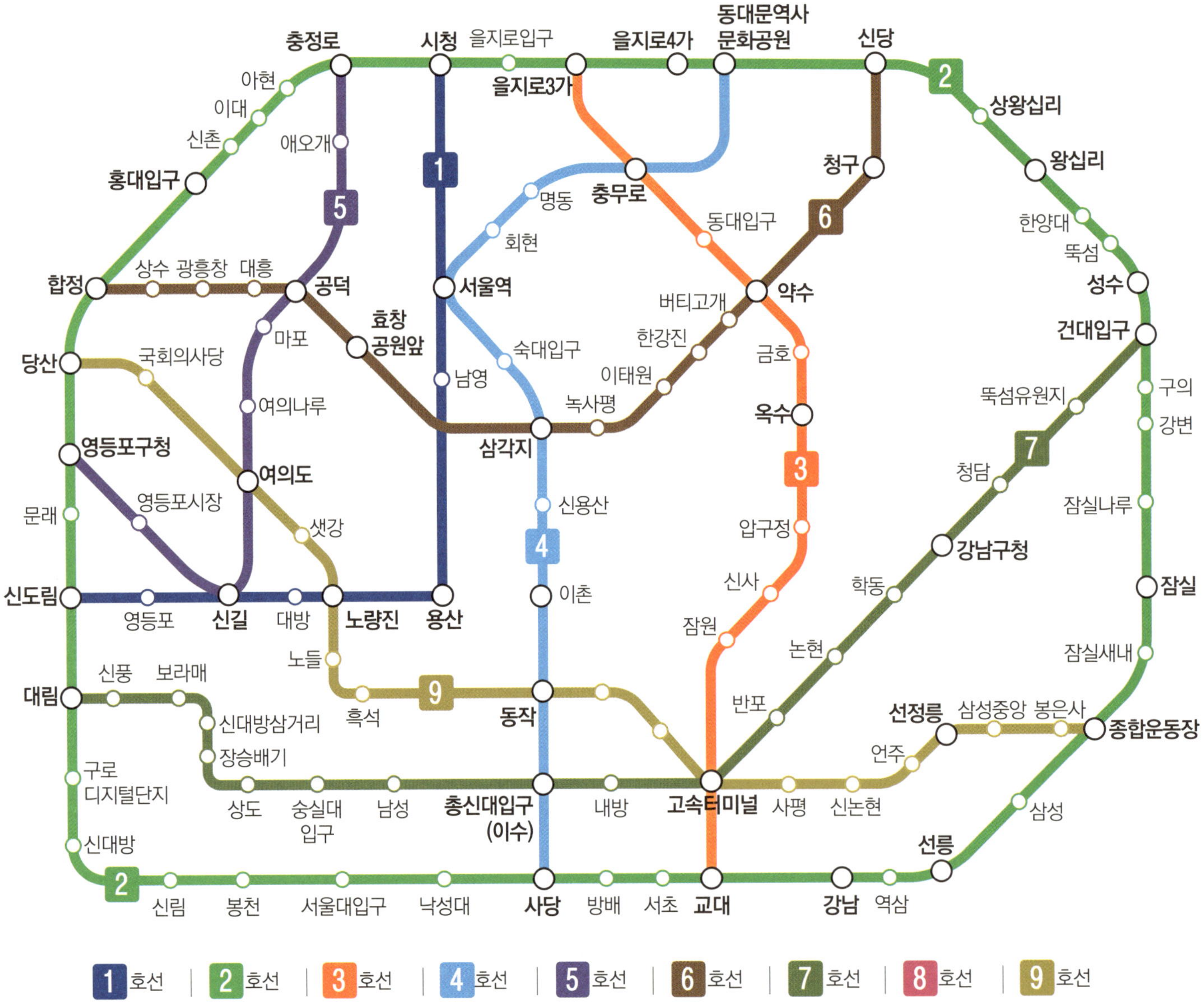

29일

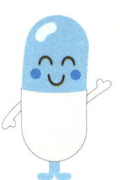 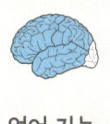

언어 기능

보기 와 같이 글자를 조합하여 올바른 단어로 완성해 보세요.

| 보기 | 모스스코 | → | 코스모스 |

크스아림이	→	
버아할지	→	
토스랑레	→	
수지도꼭	→	
올바린이	→	
수이풍장뎅	→	
위위보바가	→	

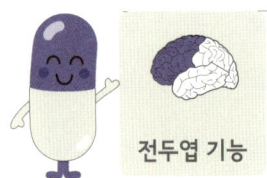

전두엽 기능

아름이네 빵집에서는 빵과 케이크가 만들어지면 자동적으로 받을 수 있도록 되어 있습니다. 규칙대로 빵과 케이크가 손님에게 나가게 되지요. ◯에 들어갈 빵과 케이크를 보기 에서 골라 번호를 적어 보세요.

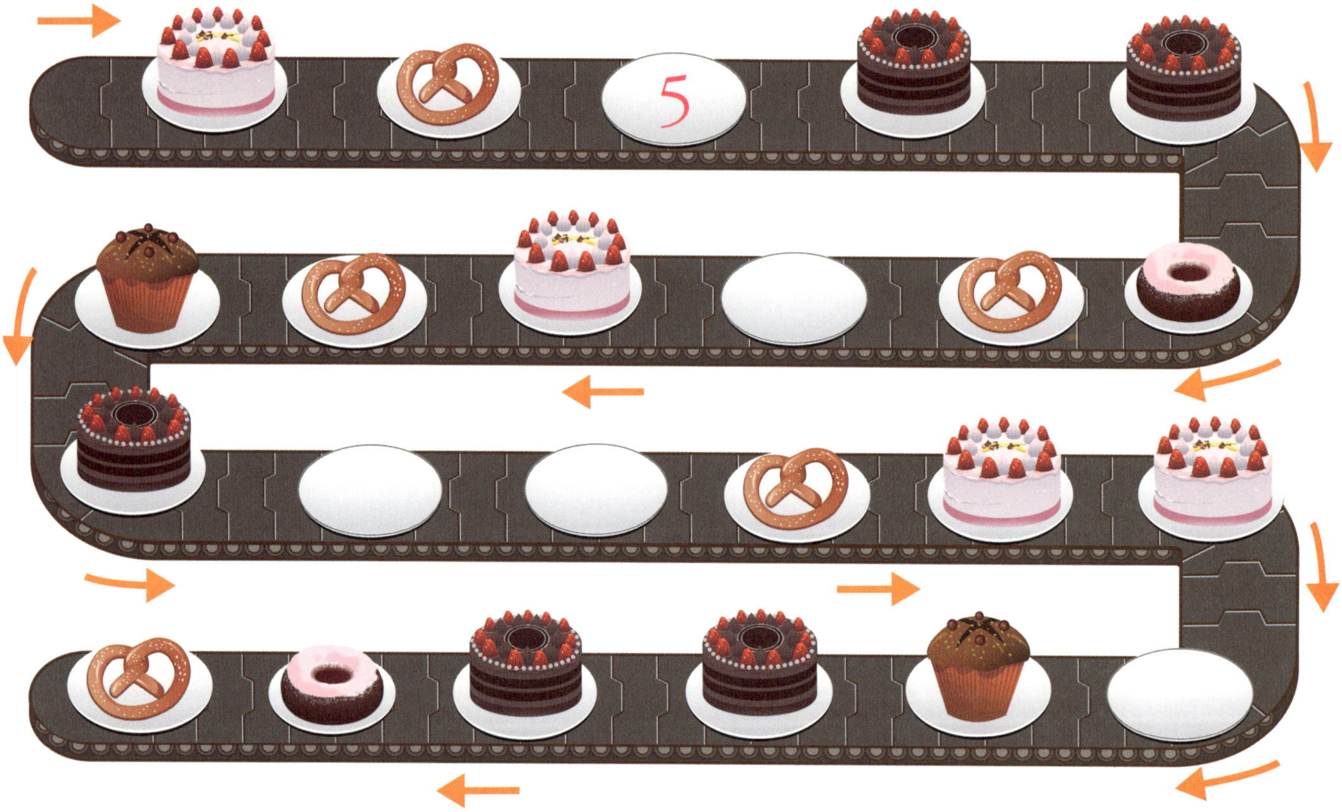

보기
① 도넛 ② 프레첼 ③ 딸기케이크 ④ 초코딸기케이크 ⑤ 머핀

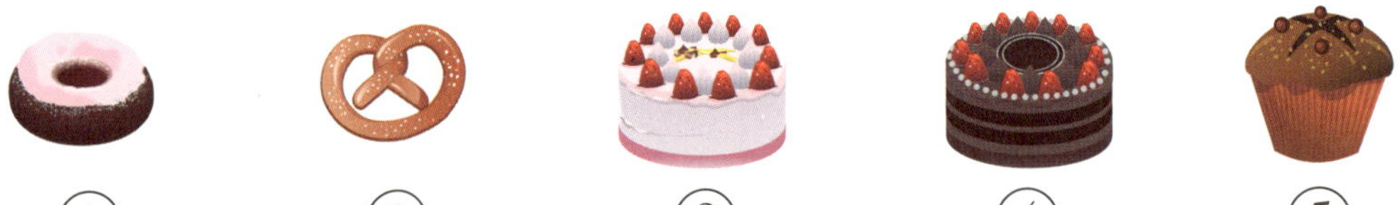

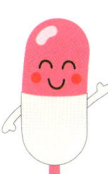 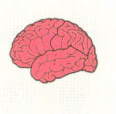

다음 그림을 예쁘게 색칠해 볼까요? 보기 가 제시한 색으로 색칠해 보세요.

보기

1번 : 노랑색   3번 : 갈색   5번 : 초록색
2번 : 하늘색   4번 : 빨강색   6번: 파랑색

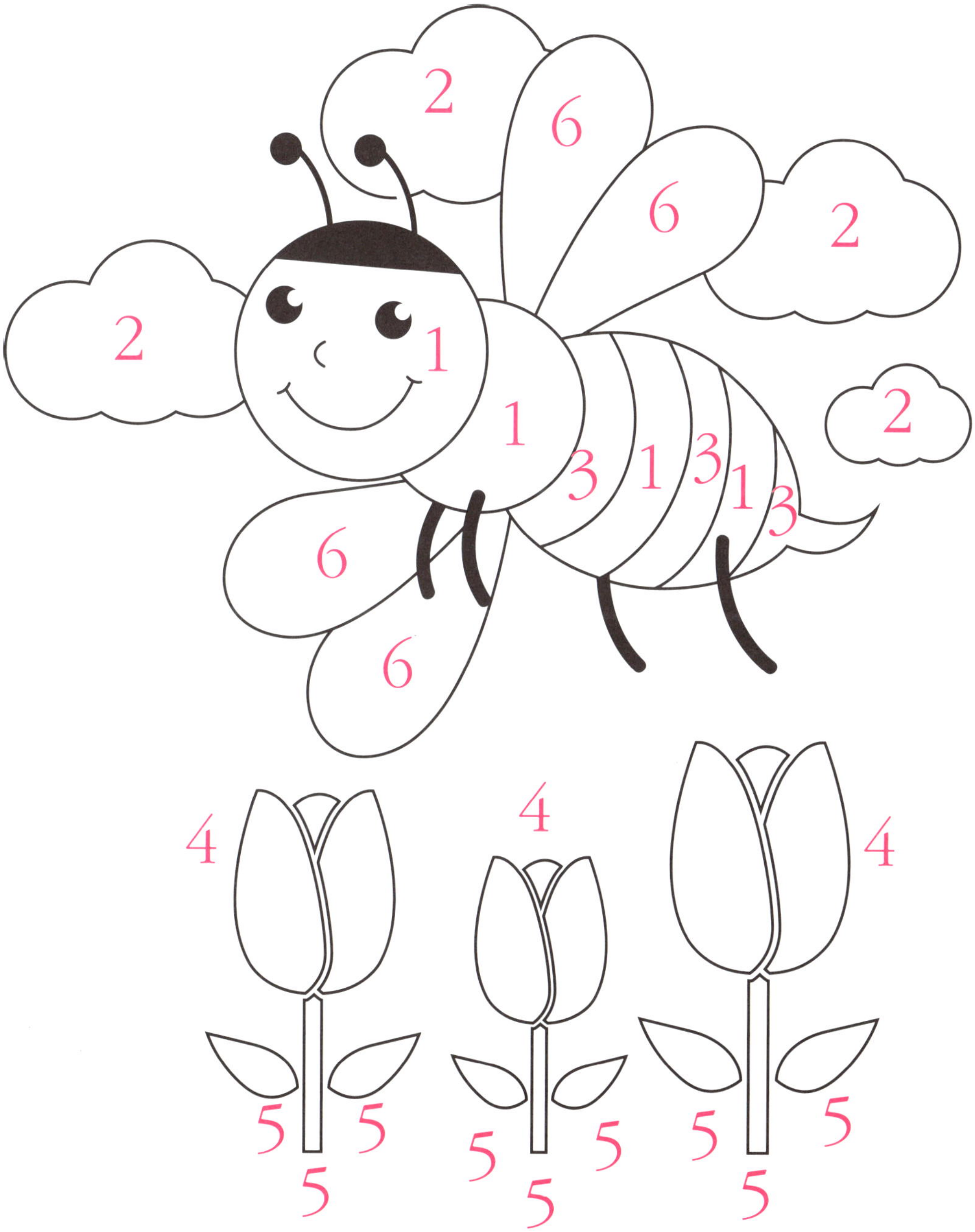

30일

날짜: ___년 ___월 ___일 ___요일 날씨: ___
시작 시각: ___시 ___분   마친 시각: ___시 ___분

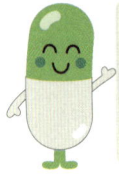 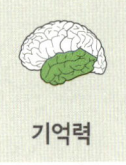 다음은 아라네 가족에 대한 설명입니다. 설명과 가계도 그림을 잘 기억해 두세요.

아라는 7살 유치원생입니다. 아라네 가족은 아빠, 엄마, 남동생이 있습니다. 아라의 아빠는 은행원이고, 엄마는 학교 선생님이십니다. 친할아버지와 친할머니는 시골에서 농사를 지으며 살고 계시고, 외할아버지와 외할머니는 아라네 옆 동네에서 살고 계십니다. 아라는 남동생과 함께 일주일에 한 번씩 피아노 선생님인 이모 집에 가서 피아노를 배우고 있습니다. 얼마 전 큰아빠가 피아노를 사주신다고 해서 아라는 날아갈 듯이 기뻤습니다.

우리 가족 가계도

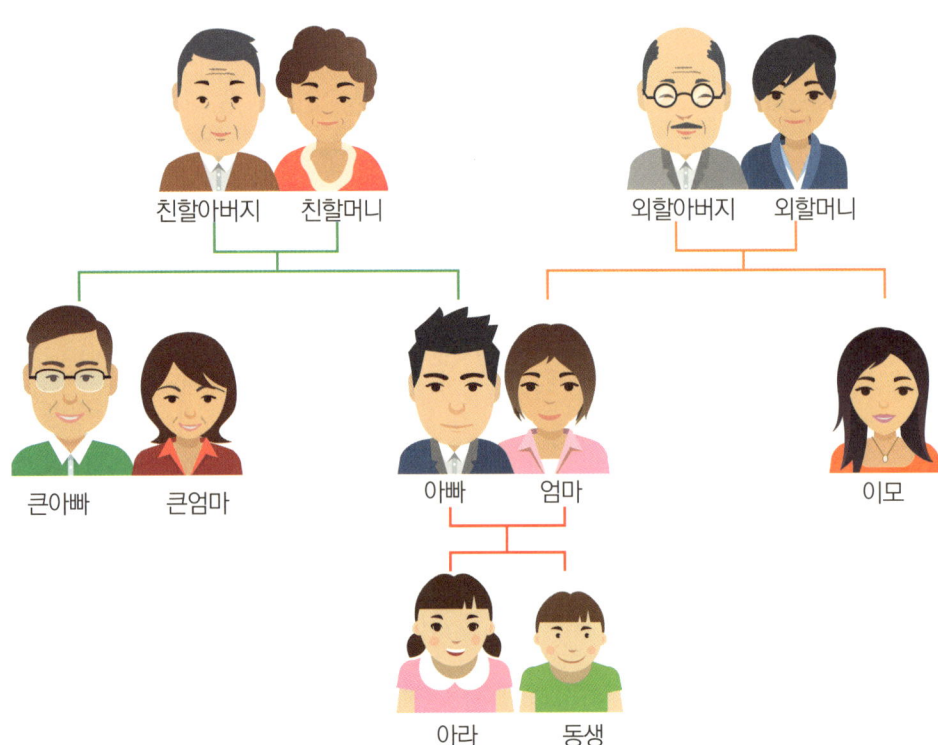

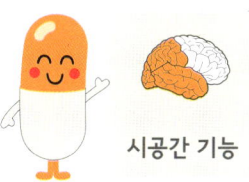

다음 버스 좌석표를 보고 문제를 풀어 보세요.

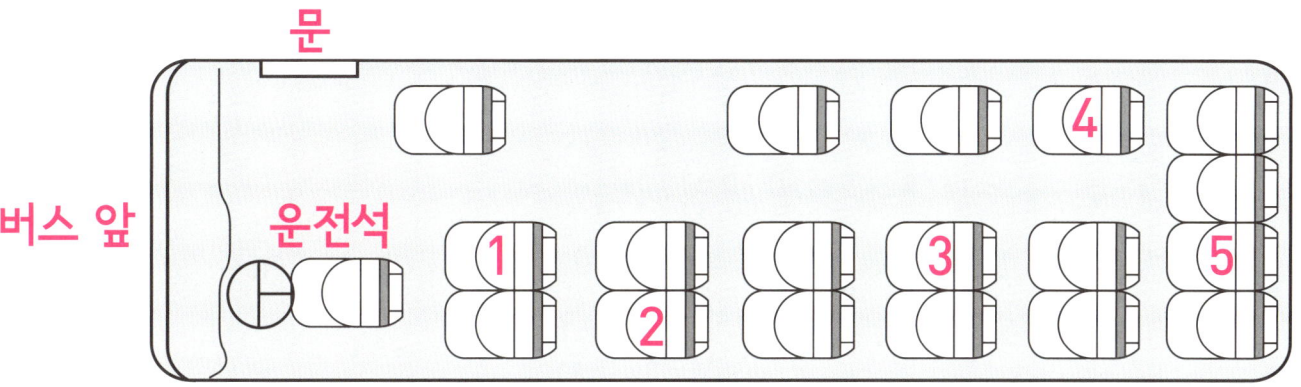

1. 박옥남 할머니의 자리는 운전석 뒤에서 네 번째 통로자리 입니다. 박옥남 할머니는 몇 번에 앉았을까요?

   (   )

2. 홍순철 할아버지의 자리는 박옥남 할머니 자리에서 통로 건너편 한 칸 뒷자리입니다. 홍순철 할아버지는 몇 번에 앉았을까요? (   )

3. 박옥남 할머니는 멀미가 나서 자리를 옮기려 합니다. 자신의 자리에서 1번 자리로 가려면 어느 방향으로 몇 칸을 움직여야 할까요? (   )

   ① 뒤로 2칸　　② 앞으로 1칸
   ③ 뒤로 1칸　　④ 앞으로 3칸

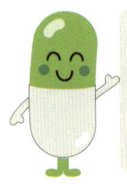 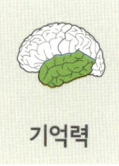

앞 장(110쪽)에서 아라네 가족 이야기의 기억을 잘 떠올리며 다음 문제를 풀어 보세요.

1. 아라와 아라의 가족에 대한 설명으로 틀린 것은 몇 번인가요? (   )

    ① 아라는 7살 유치원생입니다
    ② 아라의 친할아버지는 아라네 옆 동네에 삽니다
    ③ 아라의 엄마는 학교 선생님입니다
    ④ 아라는 이모에게 피아노를 배웁니다

2. 아라의 가족에 대한 설명에서 등장하지 않은 가족은 누구인가요? (   )

    ① 외할머니   ② 큰아빠   ③ 남동생   ④ 큰엄마

3. 다음 가계도 그림에서 아라와 어떤 관계인지 (   )에 적어 보세요.

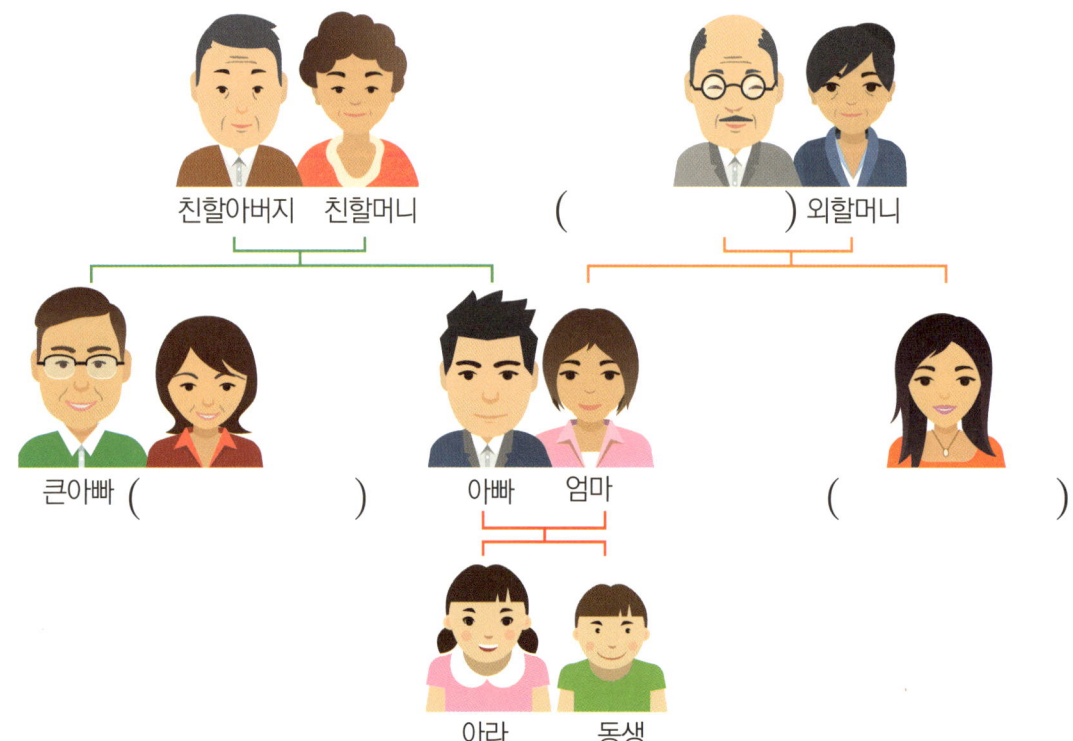

매일매일 뇌의 근력을 키우는 치매 예방 문제집

365 Brain Fitness
365 브레인 피트니스

정답

1일

날짜: ___년 ___월 ___일 ___요일 날씨: ___
시작 시각: ___시 ___분 마친 시각: ___시 ___분

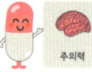 **주의력** 맨 왼쪽 그림의 모양과 다른 하나를 찾아 각각 ○ 표시해 보세요.

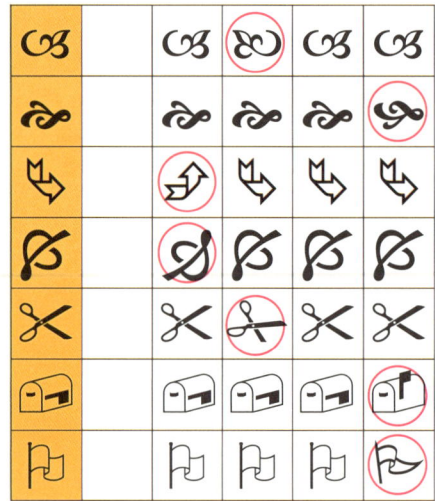

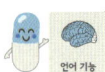 **언어 기능** 다음 단어들의 상위개념(포괄하는 개념)을 찾고, 범주 내에 들어갈 수 있는 단어들을 적어 보세요.

보기
참새, 비둘기, 꿩
상위개념 | 새
범주 내 단어들 | 닭, 오리, 독수리, 기러기 등

축구, 야구
상위개념 | 스포츠, 운동
범주 내 단어들 | 수영, 농구, 양궁, 골프, 배구 등

치즈, 우유
상위개념 | 유제품
범주 내 단어들 | 요구르트, 버터, 생크림, 연유, 분유 등

와인, 막걸리
상위개념 | 주류
범주 내 단어들 | 소주, 맥주, 보드카, 위스키 등

삼겹살, 항정살
상위개념 | 돼지고기
범주 내 단어들 | 갈비, 목살, 등심, 안심, 앞다리 살 등

시공간 기능 다음 그림을 보고 아래의 질문에 답해 보세요.

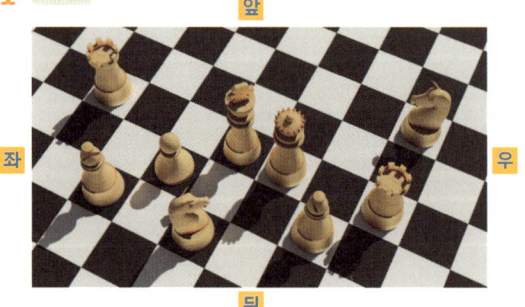

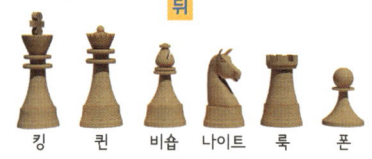
킹 퀸 비숍 나이트 룩 폰

1. 킹에서 뒤로 두 칸, 좌로 두 칸 가면 무엇이 있나요? (비숍)
2. 퀸에서 우로 두 칸, 앞으로 두 칸 가면 무엇이 있나요? (나이트)
3. 두 개의 룩은 서로 몇 칸 떨어져 있나요? (6칸)
4. 폰이 킹의 자리로 가려면 어떻게 움직여야 할까요? (앞 1, 우 1)
5. 폰에서 가장 멀리 떨어져 있는 것은 무엇인가요? (나이트)

2일

날짜: 년 월 일 요일 날씨:
시작 시각: 시 분 마친 시각: 시 분

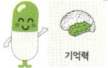 다음은 월, 화, 수요일의 점심식사 식단표입니다. 메뉴를 잘 기억해 두세요. 비슷한 범주로 나눠보면 더 잘 기억할 수 있습니다. 실제 상차림을 떠올려 보는 것도 기억에 도움이 됩니다.

월요일	화요일	수요일
현미밥	영양밥	현미밥
유부주머니 어묵국	풋고추 된장찌개	얼큰 수제비
제육볶음	고등어구이	가지볶음
쌈야채	잡채	멸치볶음
콩나물무침	김구이	샐러드
포기김치	포기김치	깍두기
미숫가루	사과	요플레

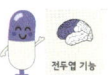 다음 문제를 풀어 보세요.

1. 다음 글을 읽고 글쓴이의 아내가 내일 아침에 일어날 시간을 골라 표시해 보세요.

> 오늘은 화요일이다. 내일은 막둥이가 소풍 가는 날이다. 아내는 평소보다 30분 일찍 일어나서 김밥을 쌀 예정이라고 한다. 수요일마다 아침 회의가 있어서 다른 날보다 30분 일찍 회사에 도착해야 한다. 아침에 준비하는 시간과 회사까지 가는 시간은 모두 90분이 걸리며, 평소에 회사에 도착하는 시간은 9시이다.

① 08:00 ② 07:30 ③ 07:00 ④ 06:30 (④에 ○)

2. 다음 글을 읽고 글쓴이가 내일 공항에 제시간에 도착하기 위해서는 집에서 몇 시에 출발해야 할지 골라 표시해 보세요.

> 내일은 해외여행을 가는 날이다. 비행기 출발 시간은 오전 10시이다. 리무진 버스를 타고 갈 예정이며, 버스를 타서 공항에 도착하기까지 60분이 걸린다. 출국 수속을 하는 데는 보통 1시간 30분이 소요된다고 한다. 출발 전 공항에서 간단히 아침을 먹을 계획이며, 식사 시간은 30분 정도로 예상하고 있다.

① 08:00 ② 07:30 ③ 07:00 ④ 06:30 (③에 ○)

 앞 장(26쪽)의 내용을 떠올리며, 다음 메뉴들을 요일의 식단에 맞게 짝지어 보세요.

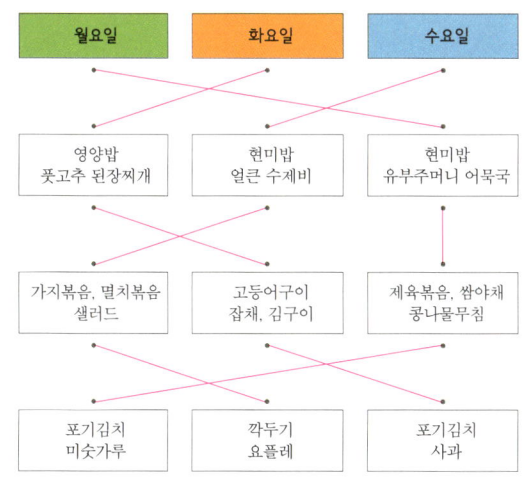

3일

날짜: 년 월 일 요일 날씨:
시작 시각: 시 분 마친 시각: 시 분

 다음 박스 안에 '강' 글자만 모두 찾아 ○ 표시해 보세요.

```
감 간 갑 간 감 갓 감 갑 간 간 갑 간 감 간 감 갓
감 감 강 강 강 강 강 감 갈 감 강 강 강 강 강 감
갓 각 강 갓 간 간 갈 갑 간 갈 감 갑 갓 강 감
간 갓 강 각 갓 갈 감 갚 간 갈 강 강 강 강 간
갈 감 강 간 간 갈 각 갓 갈 간 강 갈 감 간 갑 갚
간 감 강 강 강 강 강 강 감 갚 갓 강 강 강 강 갈
가 감 간 갈 강 간 갑 갈 감 갓 간 간 강 갑 감 갚
각 강 강 강 강 강 강 감 갈 갓 강 강 강 강 강 감
갈 갓 갈 갑 간 갚 감 간 갓 갓 갑 간 갈 갑 간 간
```

■ 위에서 ○ 표시했을 때 나타나는 단어를 적어 보세요.

도	로

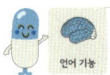 보기 와 같이 알맞은 자음 또는 모음을 넣어 단어를 완성해 보세요. 모두 여름과 관련이 있습니다.

보기	수ㅂ	→	수박
	ㅍ빙ㅅ	→	팥빙수
	ㅎ수ㅇ장	→	해수욕장
	ㅈ마	→	장마
	일ㅅㅂ	→	일사병
	ㅂ학	→	방학
	태ㅍ	→	태풍
	ㅅ나ㄱ	→	소나기
	선ㄱㄹㅅ	→	선글라스
	ㅎ가	→	휴가
	냉ㅁ	→	냉면

이 외의 단어도 규칙에 맞으면 정답이 될 수 있음.

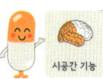 맨 왼쪽의 그림을 보고 똑같이 그려 보세요. 우선 점선을 따라서 그려 보고, 맨 오른쪽 빈칸에는 점선없이 한 번 더 그려 보세요.

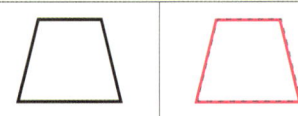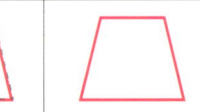

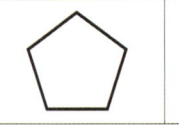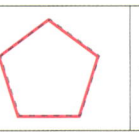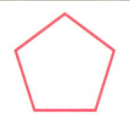

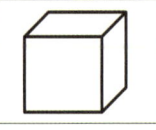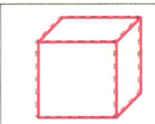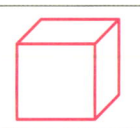

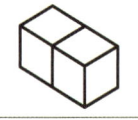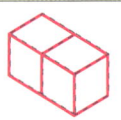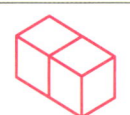

4일

날짜: 년   월   일   요일   날씨:
시작 시각: 시   분   마친 시각: 시   분

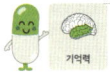 다음은 놀이터 풍경입니다. 그림을 보면서 ( )에 알맞은 단어를 적어 이야기를 완성시켜 보세요.

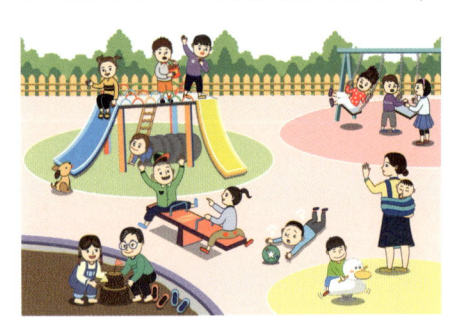

아이들이 놀이터에 모여 놀고 있어요. (8)명의 남자아이와 (5)명의 여자아이가 놀고 있고, 아기를 업은 아주머니가 한쪽에 서 있어요. 남자아이와 여자아이가 (그네)를 서로 타려고 싸우고 있네요. 한 아이는 파란색 (미끄럼틀)을 타려고 하고, 강아지가 그 아래에서 기다리고 있어요. 사이좋게 (시소)를 타는 남자아이와 여자아이가 있고, 그 옆의 아이들은 함께 (모래)를 가지고 놀고 있어요. 저런, 한 남자아이가 공을 잡으려다 넘어졌네요.

그리고 위의 놀이터 그림을 한 번 더 보면서 잘 기억해 두세요.

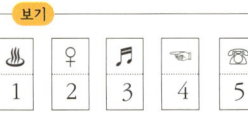 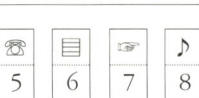 의 [기호-숫자] 짝을 잘 보면서, 기호에 맞는 숫자를 차례대로 적고, 각 숫자들의 합을 구해 보세요.

보기

♨	♀	♪	☞	☎	📋	☞	♪	▦
1	2	3	4	5	6	7	8	9

♪	📋	▦	☎	♀	📋	☞	♨	☎	=	44
3	6	9	5	2	6	7	1	5		

☎	♪	☞	☞	♪	▦	📋	♀		=	45
5	3	4	7	8	9	1	6	2		

♨	♀	♪	📋	♪	☞	♪	☞	♨	=	35
1	2	3	6	3	4	8	7	1		

▦	📋	♪	☞	♀	♨	☞	📋	♪	=	46
9	6	3	7	2	1	4	6	8		

앞 장(32쪽)에서 본 놀이터 풍경을 떠올려 보세요. 그림을 잘 보고 앞에서 봤던 풍경과 다른 부분에 ○ 표시해 보세요.

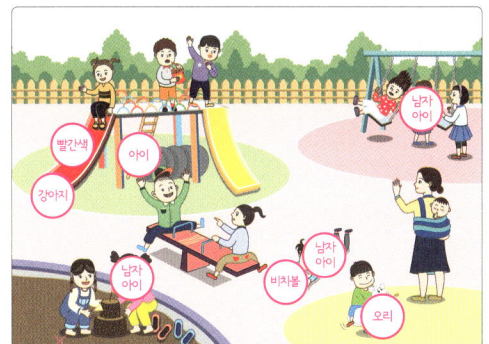

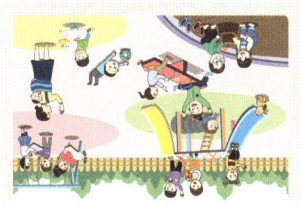

✱ 기억이 잘 나지 않을 때 옆 그림을 뒤집어서 다시 찾아보세요.

5일

날짜: ___ 년 ___ 월 ___ 일 ___ 요일 날씨: ___
시작 시각: ___ 시 ___ 분 마친 시각: ___ 시 ___ 분

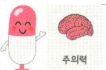 다음에서 모음 'ㅓ'가 들어간 글자를 모두 찾아 ○표 시해 보세요.

㉠너	담	면	살	혼	짓
로	복	㉠점	온	라	모
아	㉠머	벽	달	㉠건	편
발	견	㉠넝	파	㉠허	라
㉠정	차	㉠천	남	친	길
호	㉠선	갑	별	민	송
김	코	현	㉠러	㉠펄	㉠텃

다음 그림을 보고 일이 일어난 순서대로 번호를 ( )에 적어 보세요.

(**4**) – (**2**) – (**1**) – (**3**)

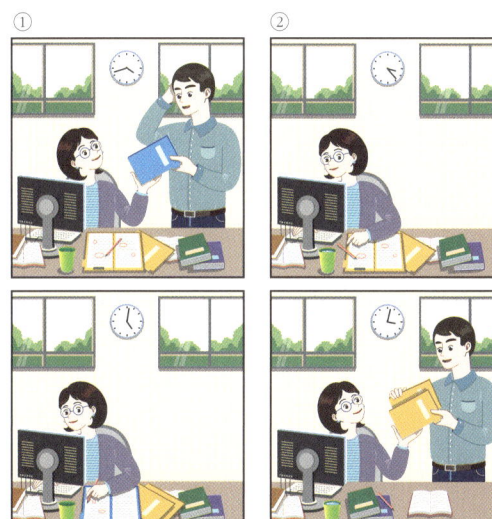

다음 설명을 읽고, '★'이 이동할 위치를 찾아 표시해 보세요.

'★'은 오른쪽으로 4칸 이동하고, 아래쪽으로 5칸 이동하고, 왼쪽으로 3칸 이동하고, 다시 오른쪽으로 1칸 이동한다.

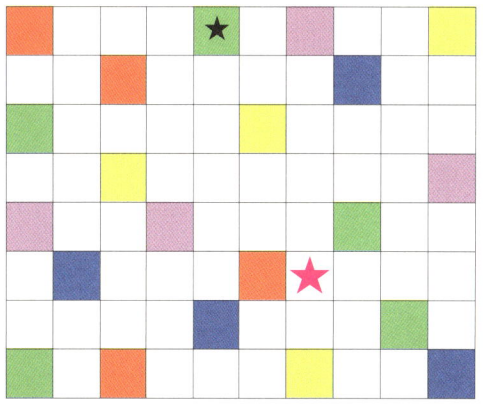

6일

날짜: ___년 ___월 ___일 ___요일 날씨: ___
시작 시각: ___시 ___분   마친 시각: ___시 ___분

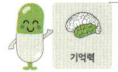 두 가지 색을 섞으면 새로운 색으로 변합니다. 색깔 혼합표를 잘 보고 어떤 색깔이 섞였고, 어떤 색으로 변했는지 잘 기억해 두세요.

1. 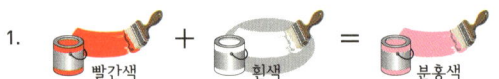 빨간색 + 흰색 = 분홍색
2. 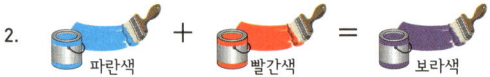 파란색 + 빨간색 = 보라색
3. 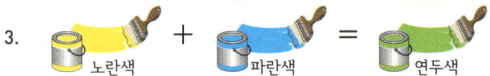 노란색 + 파란색 = 연두색
4. 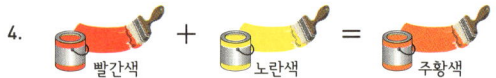 빨간색 + 노란색 = 주황색

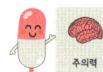 다음 그림에서 초록 꽃게만 찾아 ○표시해 보세요. 모두 몇 마리인가요? (6) 마리

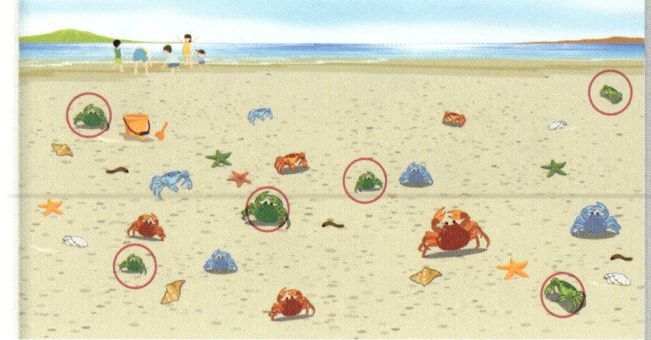

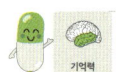 앞 장(38쪽)에서 기억한 색깔 혼합표를 떠올리며 다음 문제를 풀어 보세요.

1. 빨간색과 파란색을 섞으면 무슨색이 될까요?
 (보라색)

2. 주황색을 만들기 위해서는 어떤 색과 어떤 색을 섞어야 할까요? (빨간색), (노란색)

3. 빈칸에 어떤 색이 들어가야 하는지 적어 보세요.

① 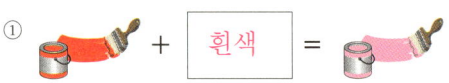 + 흰색 = 분홍색

② 노란색 + 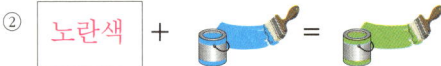 = 연두색

7일

날짜: ___년 ___월 ___일 ___요일 날씨: ___
시작 시각: ___시 ___분   마친 시각: ___시 ___분

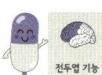 다음을 읽고 일이 일어난 순서대로 번호를 ( )에 적어 보세요.

1. (4) ➔ (1) ➔ (3) ➔ (2)
 ① 애처로운 마음에 유기견을 집에 데려왔다.
 ② 집을 만들어 주니 꼬리를 흔들며 너무나 좋아했다.
 ③ 개집을 만들어 주기 위해 목공소에서 합판을 사왔다.
 ④ 집에 가는 길에 길가에 버려진 유기견을 발견했다.

2. (2) ➔ (3) ➔ (1) ➔ (4)
 ① 마트에서 저녁거리로 채소와 생선을 샀다.
 ② 냉장고를 열어 보니 저녁을 할 반찬거리가 없었다.
 ③ 장을 보기 위해 길을 나서서 차를 타고 마트에 갔다.
 ④ 마트에서 사온 재료들을 냉장고에 정리하고 저녁을 준비했다.

3. (3) ➔ (2) ➔ (1) ➔ (4)
 ① 전화를 끊고 나서 불현듯 이전에 잡은 다른 약속이 떠올랐다.
 ② 친구와 저녁에 만나기로 약속하고 끊었다.
 ③ 저녁 약속을 잡기 위해 친구에게 전화를 걸었다.
 ④ 다시 친구에게 전화해서 약속을 취소했다.

 다음은 시간과 장소에 대한 질문들입니다. 잘 읽고 문제를 풀어 보세요.

1. 빈칸에 시간을 뜻하는 적절한 단어를 적어 보세요.
   ① 어제 – (오늘) – 내일 – (모레)
   ② 재작년 – (작년) – 올해 – (내년)

2. 밑줄 친 말이 시간을 나타내면 '시', 장소를 나타내면 '장'을 적어 보세요.
   ① 어느새 봄이 찾아왔다. (시)
   ② 저기로 가면 위험해요. (장)
   ③ 여기에 시간 맞춰 오시면 식사가 제공될 거예요. (장)
   ④ 그때가 되면 우린 너무나 즐거울 거야. (시)
   ⑤ 앞으로 모든 일이 잘 진행될 거야. (시)

3. 다음 빈칸에 시간을 나타내는 단어들을 자유롭게 적어 보세요.

   시간, 초,
   분, 시각, 어제, 오늘, 내일, 모레, 해, 년, 저녁, 아침, 점심, 정오, 오전, 오후, 내년, 작년, 재작년 등 시간과 관련된 단어라면 모두 정답입니다.

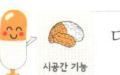 다음 보기를 참고하여 ( )에 답을 적어 보세요.

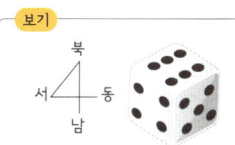

보기: 5가 남쪽을 가리킬 때, 4는 어느 방향을 가리킬까요? (서쪽)

1. 칼등이 동쪽을 향한다면 칼끝은 어느 방향을 가리킬까요? (남쪽)

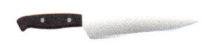

2. 검지손가락이 북쪽을 가리킬 때, 엄지손가락은 어느 방향을 가리킬까요? (동쪽)

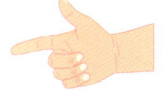

3. 노란색 압정의 끝이 남쪽을 향할 때, 빨간색 압정의 끝은 어디를 가리킬까요? (서쪽)

8일

날짜: 년   월   일   요일   날씨:
시작 시각: 시   분   마친 시각: 시   분

  6명의 친구들이 식탁에 모여 식사를 하고 있습니다. 각자가 먹고 있는 음식과 친구들의 이름을 같이 기억해 두세요.

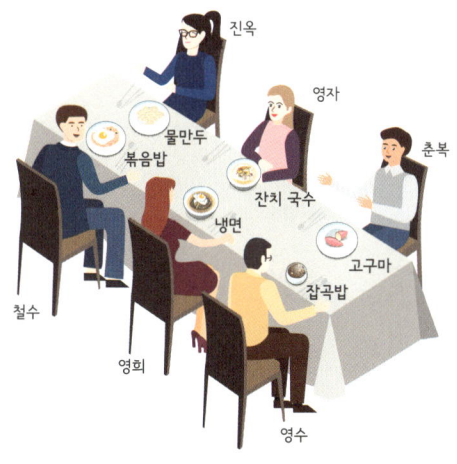

 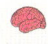 컴퓨터로 문서 작업을 하던 중 영어와 한글 설정이 잘못되어 한글이 영어로 쓰였습니다. 올바르게 다시 작성해야 합니다. 보기를 참고하여 원래 쓰려던 글이 무엇이었는지 ( )에 적어 보세요.

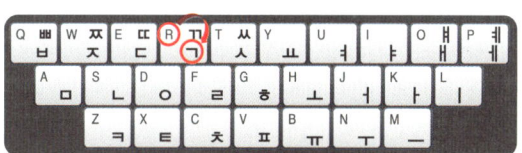

보기: RKAEHD
ㄱㅏㅁㄷㅗㅇ : 감동

1. WKRDMS RJTDL DHKSQURDMF AKSEMSEK.
(작은 것이 완벽을 만든다)

2. DHKSQURDMS WJFEO WKRDMS RJTDL DKSLEK.
(완벽은 절대 작은 것이 아니다)

3. ALZPFFKSWPFFH.
(미켈란젤로)

* 참고로 위의 문제는 미켈란젤로의 명언입니다. "작은 것이 완벽을 만든다. 그리고 완벽은 절대 작은 것이 아니다."

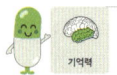 앞 장(44쪽)에서 본 식탁 그림을 떠올리며 아래 질문에 답해 보세요.

1. 영자의 왼쪽에는 누가 앉았나요?
   춘복
2. 춘복은 무엇을 먹었나요?
   고구마
3. 춘복의 건너편에는 누가 앉았나요?
   영수
4. 냉면을 먹은 사람은 누구인가요?
   영희
5. 철수는 누구의 앞에 앉아 있나요?
   진옥
6. 밥 요리를 먹은 사람은 누구인가요?
   철수(볶음밥), 영수(잡곡밥)
7. 면 요리를 먹은 사람은 누구인가요?
   영자(잔치국수), 영희(냉면)

9일

날짜: ___년 ___월 ___일 ___요일 날씨: ___
시작 시각: ___시 ___분 마친 시각: ___시 ___분

다음에는 '협탁'을 포함하여 12개의 가구 이름이 가로 또는 세로 방향으로 숨어 있습니다. 나머지 11개를 찾아서 ○ 표시해 보세요.

협	탁	고	상	진	일	장	농	사	수
난	동	주	비	온	만	더	키	뇌	생
돈	화	장	대	갑	바	타	연	다	옥
하	트	나	랑	내	스	인	의	자	울
서	랍	장	원	침	박	산	책	건	재
교	이	가	립	대	봄	활	장	늘	목
조	센	경	강	오	불	공	신	쇼	파
심	식	탁	학	과	소	옷	삼	송	한
문	눈	지	책	재	코	장	차	새	온
갑	리	민	상	성	치	병	단	서	거

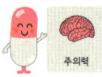 다음에 나열된 순서대로 아래 표 숫자에 ○ 표시해 보세요. 보기 와 같이 가로 또는 세로 또는 대각선 방향으로 숫자가 모두 ○ 표시되는 한 줄이 완성되면 선을 그어보세요. 이런 방법으로 4개의 줄을 만들고 멈추세요. 그렇다면 어떤 숫자를 마지막으로 표시할 때 4개의 줄이 완성될까요? (23)

27 → 24 → 10 → 6 → 14 → 9 → 33 → 29 → 15 → 21 → 31 → 28 → 19 → 16 → 13 → 7 → 12 → 8 → 23 → 3 → 2 → 18 → 22 → 4 → 1 → 5 → 35 → 36 → 25 → 30 → 34 → 17 → 32

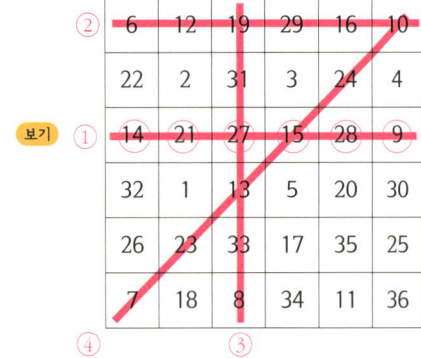

다음 도형에 적힌 이름이 모양과 일치하는 것은 모두 몇 개인가요? (6) 개

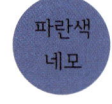 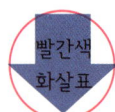 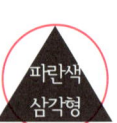
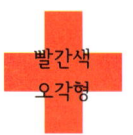 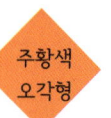 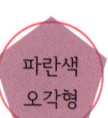
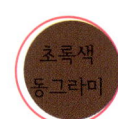 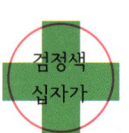 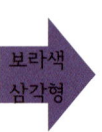

10일

날짜: 년   월   일   요일   날씨:
시작 시각: 시   분   마친 시각: 시   분

  박정래 할머니는 오늘 열이 오르고 콧물, 기침이 나는 증상으로 병원에 갔습니다. 감기 진단을 받고 약을 처방받아 약국에서 약을 사왔습니다. 아래는 처방된 약의 복용법입니다.

증상	먹는 시간	먹는 양	약 모양
기침약	하루 세 번	한 알	
콧물약	아침, 저녁	한 알	
해열제	저녁	한 알	
항생제	하루 세 번	한 알	
소화제	하루 세 번	반 알	

■ 아침, 점심, 저녁 때 먹을 약을 약통에 나누어 담으려고 합니다. 정확하게 담은 것은 몇 번인가요? (3)

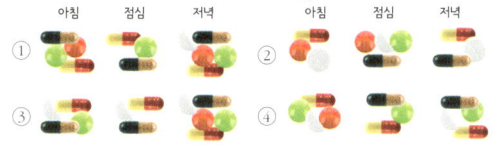

* 약의 복용법과 아침, 점심, 저녁에 먹을 약의 종류를 다시 한 번 잘 기억해두세요.

다음은 '사다리 타기' 게임입니다. 방법은 번호를 선택하고, 각자 선택한 세로선을 따라 밑으로 내려가요. 이 때 처음 선택한 세로선에서 시작하여 연필을 떼지 않고 밑으로 내려가는데, 내려가며 만나게 되는 가로선을 따라 왼쪽 또는 오른쪽으로 이동하면 마지막에 최종 선물을 확인할 수 있습니다. 그래서 민영은 1번을 골라 상품권을 받았습니다. 소정은 2번, 순임은 3번, 채민은 4번, 동희는 5번을 골랐습니다. 각각 무슨 선물을 받게 될지 _____에 적어 보세요.

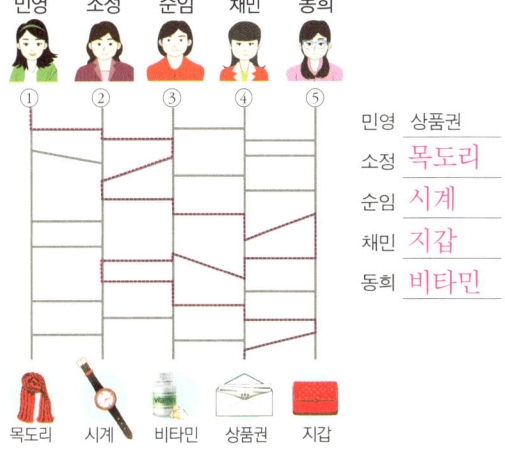

민영 상품권
소정 **목도리**
순임 **시계**
채민 **지갑**
동희 **비타민**

11일 (앞장)

  앞 장(50쪽)에서 박정래 할머니는 감기 진단을 받고 약을 처방받아 약국에서 약을 사왔습니다. 처방된 약의 복용법을 떠올리며 정답을 ( )에 적어 보세요.

증상	먹는 시간	먹는 양	약 모양
기침약	(**하루 세 번**)	한 알	
콧물약	(**아침 저녁**)	한 알	
해열제	(**저녁**)	한 알	
(**항생제**)	하루 세 번	한 알	
(**소화제**)	하루 세 번	(**반**) 알	

■ 다음 중 아침, 점심, 저녁 때 먹을 약이 정확하게 담긴 것은 몇 번인가요? (2)

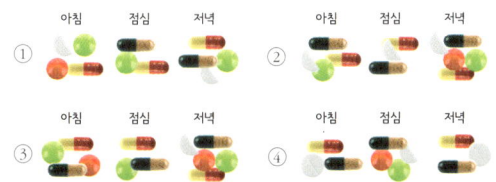

11일

날짜: 년   월   일   요일   날씨:
시작 시각: 시   분   마친 시각: 시   분

 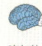 다음 빈칸에 알맞은 글자를 넣어 단어를 완성해 보세요.

1. **코** 끼 리
2. 화 **장** 실
3. 설 **상 가** 상
4. **벼** 락 **치** 기
5. 대 **한 민** 국
6. **정** 월 **대** 보 **름**
7. **참 새** 방 **앗** 간

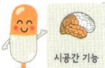 왼쪽의 그림을 오른쪽 빈칸에 똑같이 그려 보세요.

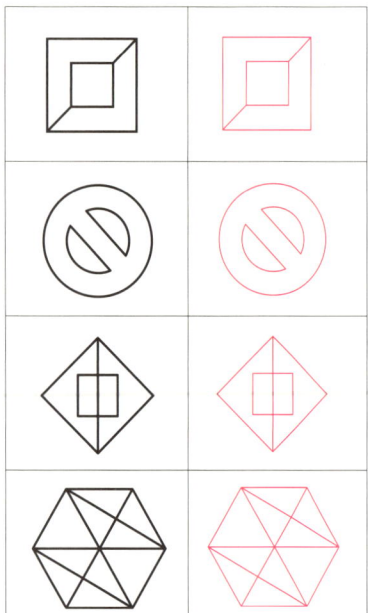

  다음은 서울 350번 버스 노선의 일부분입니다. 조건을 확인한 뒤 문제를 풀어 보세요.

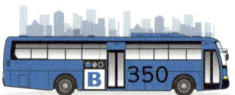

350번 버스 노선

송파 차고지 - 복정역 - 장지역 - 송파역 - 석촌역 - 삼성역 - 방배역 - 사당역 - 이수역 - 동작역 - 흑석역 - 노들역

조건
1. 배차 간격 : 8분
2. 한 정류장에서 다음 정류장으로 가는 평균 시간 : 2분

1. A 씨는 10시 24분에 복정역에서 버스를 탔고 도착지는 동작역입니다. A 씨는 몇 시 몇 분에 동작역에 도착했을까요?

(**10시 40분**)

2. B 씨는 장지역에서 방배역까지 가려고 합니다. 그런데 방금 눈앞에서 버스를 놓치고 말았습니다. 도착지까지 가려면 몇 분이 걸릴까요?

(**16분**)

12일

날짜 :   년   월   일   요일   날씨 :
시작 시각 :   시   분   마친 시각 :   시   분

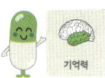 다음 동물들의 이름과 위치를 잘 기억해 두세요.

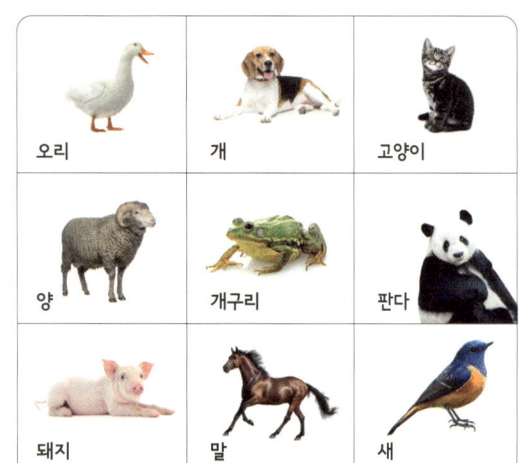

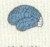 다음에서 두 글자씩 짝을 지어서 다양한 단어들을 만들어 보세요(10개 이상).

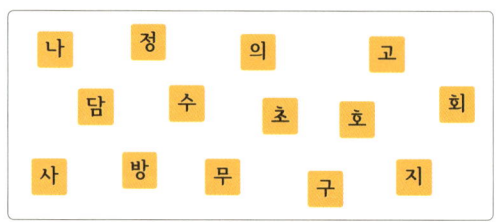

나무	초고	의사	수의
의회	수고	정담	방수
사수	호의	고수	나방
무사	회담	수초	구호

답은 더 다양하게 나올 수 있습니다.

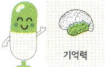 앞 장(56쪽)에서 기억한 동물 그림을 잘 떠올리며, 빈 칸에 들어갈 동물의 이름을 적어 보세요.

오리		고양이
	개구리	판다
돼지		

 보기를 보고 문제를 풀어 보세요. 각각의 알파벳은 짝지어진(=) 단어의 뜻입니다. 그렇다면 질문을 바르게 풀이한 것은 몇 번인지 ( )에 적어 보세요.

보기 A=정지, B=우회전, C=좌회전, D=통과

1. B→A→C (3)
   ① 정지했다가 좌회전하여 통과하기
   ② 우회전해서 정지했다가 통과하기
   ③ 우회전해서 정지했다가 좌회전하기
   ④ 정지했다가 우회전하여 통과하기

2. 정지했다가 우회전하여 통과하기 (1)
   ① A→B→D
   ② A→B→C
   ③ A→C→B
   ④ A→C→D

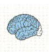 다음에서 의미가 비슷한 단어끼리 선으로 연결해 보세요.

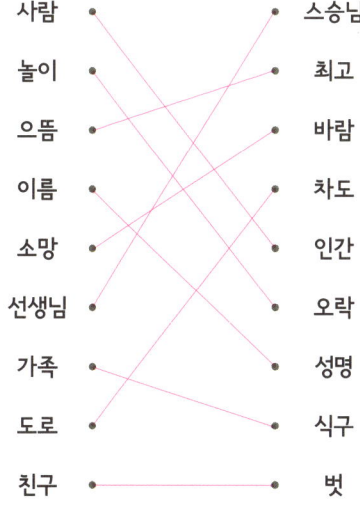

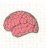 다음 단어 가운데 의미가 없는 단어들(16개)에 ○ 표시해 보세요.

도토리	⦿곤혀	마당	⦿빔추	옆	우물
카레	⦿엊	마늘	달래	콩	⦿푸훌
⦿밴우	⦿찹	며칠	물	엄청	부엌
바위	⦿청재	언덕	굴	⦿만줏	방
구두쇠	오막	⦿댁져	⦿찰둑	새우	부락
⦿툴방	축구	파	티셔츠	싸인	⦿태샙
⦿키술	빈대	도시	쿠션	⦿투맛	자석
너울	루비	⦿우졷	플롯	대구	⦿내챙

14일

날짜: 　　년　월　일　요일　날씨:
시작 시각:　　시　분　마친 시각:　　시　분

다음 김소월 시인의 산유화를 외워 볼까요? 운율에 맞춰 반복해서 읽어 보세요. 밑줄 그어진 부분은 특히 더 주의해서 읽어 보세요.

산유화
― 김소월 시인

산에는 꽃 <u>피네</u>
꽃이 <u>피네</u>
갈 봄 여름 없이
꽃이 <u>피네</u>

산에
산에
피는 꽃은
저만치 <u>혼자서</u> 피어 있네

산에서 우는 <u>작은 새여</u>
꽃이 좋아
산에서
사노라네

산에는 꽃 <u>지네</u>
꽃이 <u>지네</u>
갈 봄 여름 없이
꽃이 <u>지네</u>

다음 바둑판을 보고 아래의 바둑판에 검은 돌만 색칠해 보세요.

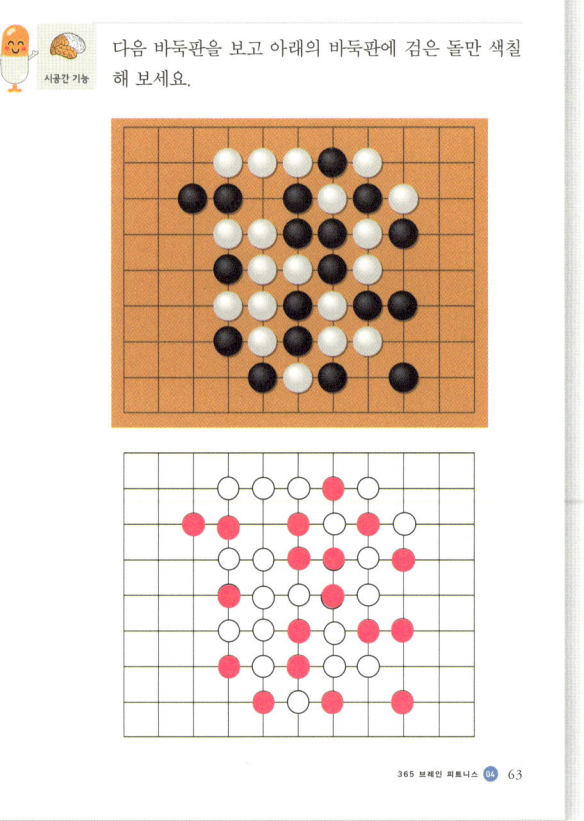

앞 장(62쪽)에서 외웠던 시를 떠올려 보세요. 비어 있는 줄에 빠진 글자를 채워 넣어 보세요.

산유화
― 김소월

산에는 꽃 **피네**
꽃이 **피네**
갈 봄 여름 없이
꽃이 **피네**

산에
산에
피는 꽃은
저만치 **혼자서** 피어 있네

산에서 우는 **작은 새**여
꽃이 좋아
산에서
사노라네

산에는 꽃 **지네**
꽃이 **지네**
갈 봄 여름 없이
꽃이 **지네**

15일

날짜: 　　년　월　일　요일　날씨:
시작 시각:　　시　분　마친 시각:　　시　분

다음 문제를 풀어 보세요.

1. 숫자 2와 8을 모두 찾아 지워(/) 보세요.

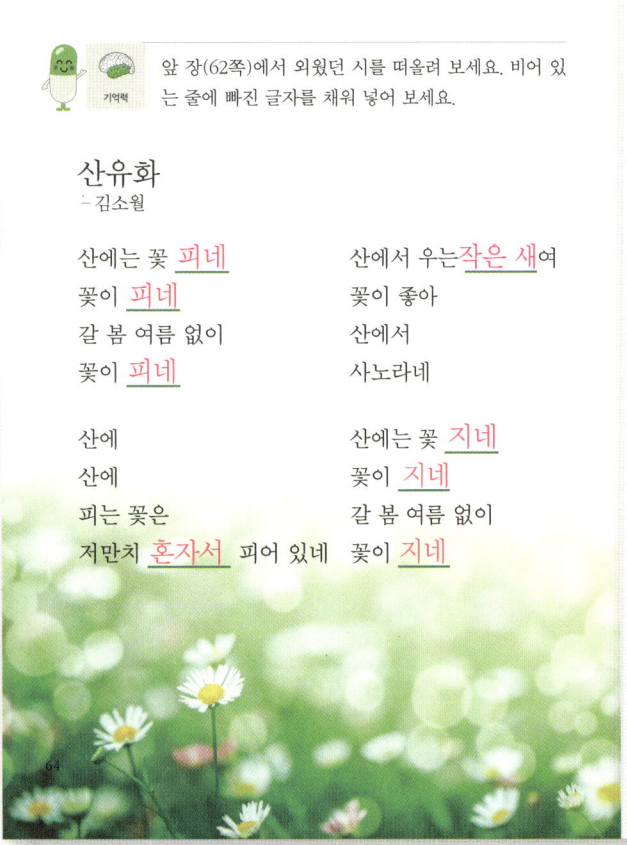

2. 숫자 5와 3을 모두 찾아 지우고(/), 숫자 1과 9는 모두 찾아 ○ 표시해 보세요.

다음 그림을 보고 ( )에 적합한 글자(조사: 은, 는, 이, 가, 을, 를 등등)를 적어 보세요.

1. 할머니(는) 강아지 (와) 함께 공원(을) 산책하고 있습니다. 아이들 (은) 공원에서 야구방망이(와) 야구공(을) 가지고 놀고 있습니다.

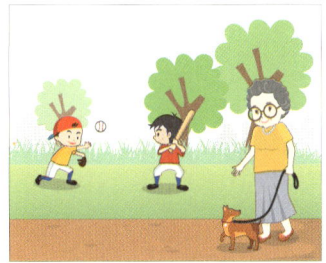

2. 아기(는) 유모차(에) 누워 잠을 자고 있고, 아빠(는) 아기(가) 탄 유모차(를) 끌고, 엄마(는) 아장아장 걷는 아이(의) 손(을) 잡고 걸어가고 있습니다.

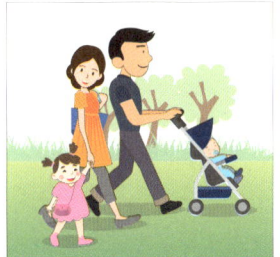

 다음 정육면체를 펼쳤을 때 나올 수 있는 그림을 찾아 ○ 표시해 보세요.

1.
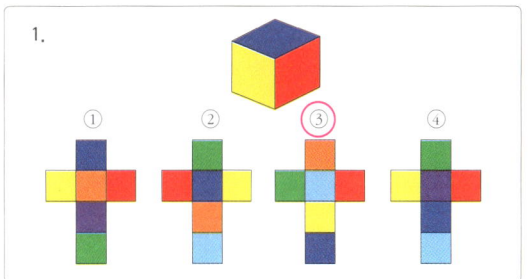

2.
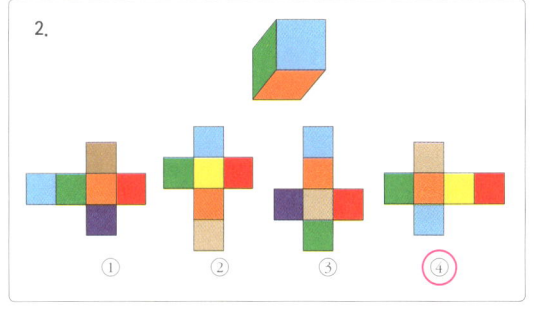

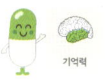 16일 날짜: 년 월 일 요일 날씨:
시작 시각: 시 분 마친 시각: 시 분

다음 5명의 얼굴과 이름, 거주지, 직업을 잘 보고 기억해 두세요. 그리고 얼굴과 정보를 알맞게 연결해 보세요.

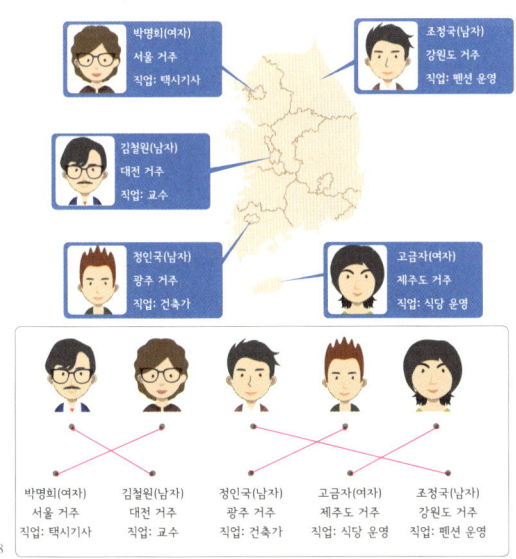

  다음 키보드 자판을 이용하여 글자를 적으려 합니다. 보기 와 같이 문장을 구성하기 위해 눌러야 할 숫자나 기호를 ( )에 적어 보세요.

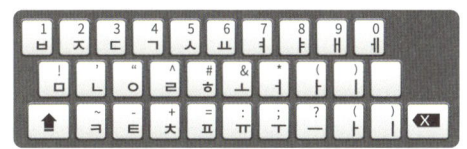

보기   사랑해 → 5 (^ (" # 9

1. 기분이 좋아요
   → (4) 1 ; " ") 2 & # " (" 6   )

2. 식사하세요
   → (5) 4 5 (# (5 0 " 6   )

3. 항상 건강하고 행복하세요
   → (# (" 5 (" 4 *" 4 ("# (4 & # 9 " 1 & 4 # (5 0 " 6)

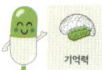
앞 장(68쪽)에서 5명의 얼굴과 정보를 기억하였습니다. 빈칸에 알맞은 번호를 골라 적어 보세요.

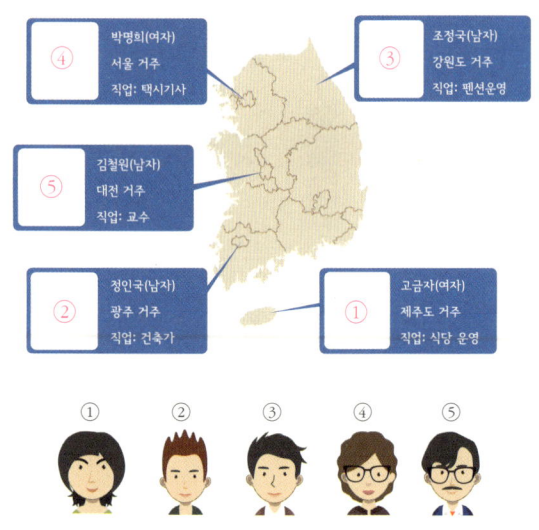

17일

날짜: ___ 년 ___ 월 ___ 일 ___ 요일 날씨: ___
시작 시각: ___ 시 ___ 분   마친 시각: ___ 시 ___ 분

다음 과일 중 그림과 이름이 일치하지 않는 것을 찾아 ◯ 표시해 보세요.

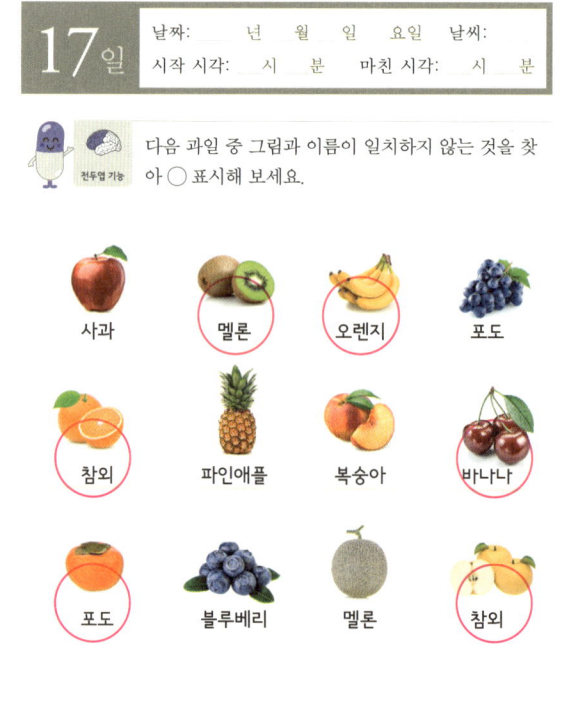

다음 문제를 풀어 보세요.

1. 우리나라의 행정구역을 생각나는 대로 많이 적어 보세요. (10개 이상)

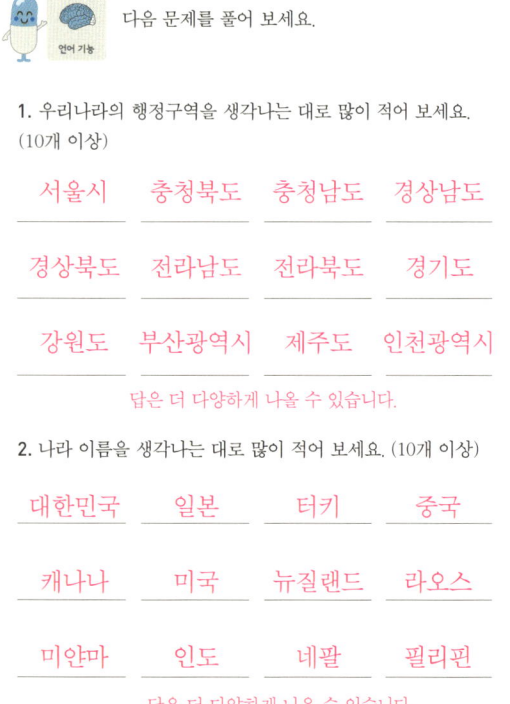

2. 나라 이름을 생각나는 대로 많이 적어 보세요. (10개 이상)

보기 와 같이 단어를 180도 뒤집으면 어떤 모양이 될지 빈칸에 적어 보세요.

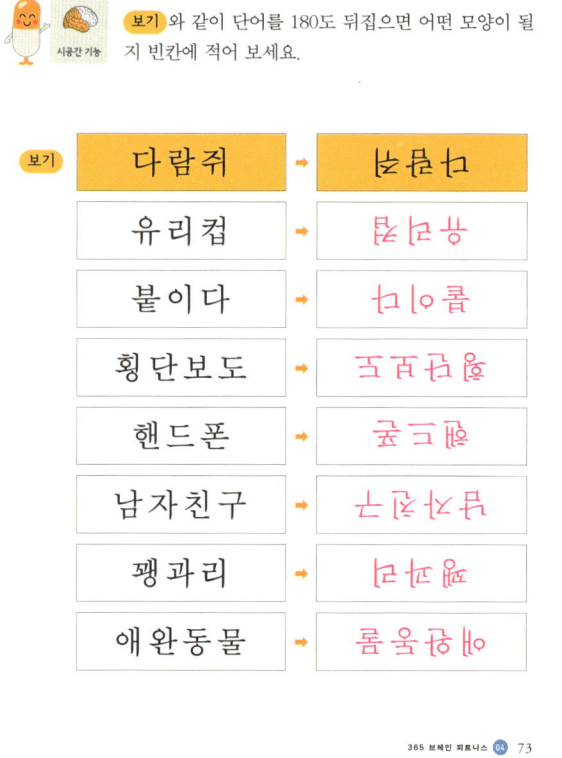

18일 날짜: 년 월 일 요일 날씨:
시작 시각: 시   분   마친 시각: 시   분

 김창식 할아버지가 지금까지 다녀온 산을 지도에 표시해 놓았습니다. 산 이름과 위치를 잘 기억해 두세요.

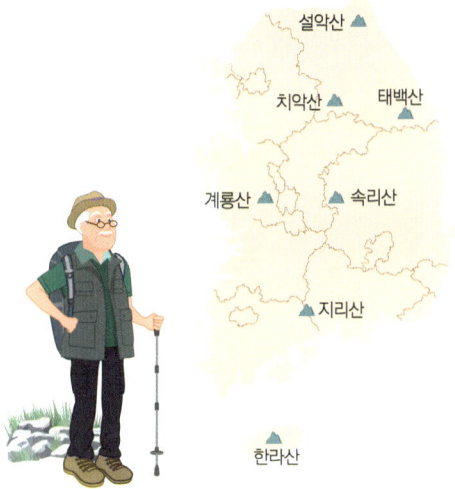

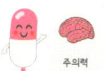 다음 표에서 ◇ 위에는 ◎ 표시를, ◎ 위에는 ◇ 표시를 해 보세요.

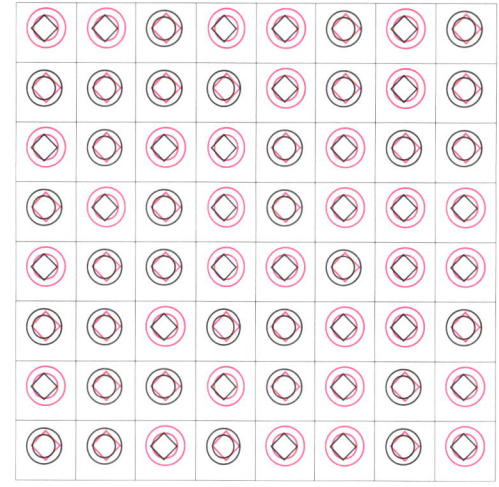

앞 장(74쪽)에서 기억한 내용을 떠올리며 다음 문제들을 풀어 보세요.

1. 김창식 할아버지가 다녀온 산 이름을 생각나는 대로 적어 보세요.
(설악산, 치악산, 태백산, 속리산, 계룡산, 지리산, 한라산)

2. 김창식 할아버지가 다녀온 산이 아닌 것은 몇 번인가요?
(1)
① 무등산   ② 치악산
③ 한라산   ④ 지리산

3. (   )에 알맞은 산 이름을 적어 보세요.

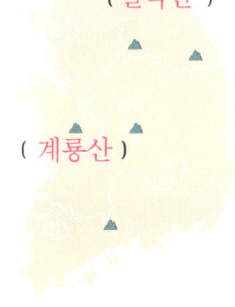
(설악산)
(계룡산)
(한라산)

19일 날짜: 년 월 일 요일 날씨:
시작 시각: 시   분   마친 시각: 시   분

 다음 글자들 가운데 '바'에는 ○ 표시하고 '벼'에는 △ 표시해 보세요.

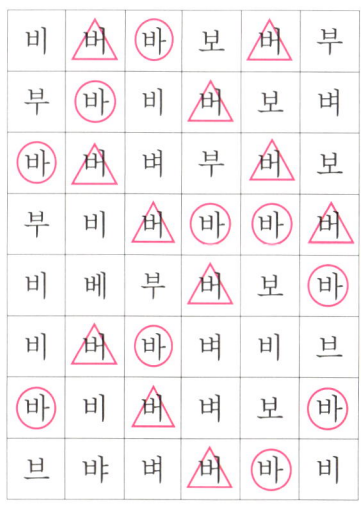

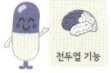 다음은 육십갑자 연도에 대한 설명입니다. 2018년은 무술년이라고 하지요. 여기서 '무'는 천간(10간)을 '술'은 지지(12지지)를 의미합니다. 아래에 표를 보시고 문제를 풀어 보세요.

천간=10간

| 갑 | 을 | 병 | 정 | 무 | 기 | 경 | 신 | 임 | 계 |

지지=12지

| 자 | 축 | 인 | 묘 | 진 | 사 | 오 | 미 | 신 | 유 | 술 | 해 |
| 쥐 | 소 | 범 | 토끼 | 용 | 뱀 | 말 | 양 | 원숭이 | 닭 | 개 | 돼지 |

1. 올해는 2018 무술년입니다. 작년은 무슨 해였나요?
   (정유년)
2. 자신이 태어난 연도를 쓰시고, 그 해의 이름을 적어 보세요.
   (각자 태어난 년도, 이름)
3. 서울 올림픽이 열린 해는 1988년입니다. 1988년은 무슨 해였나요?
   (무진년)
4. 서울시가 추진중인 '도시계획 2030'이라는 것이 있습니다. 2030년은 무슨 해일까요?
   (경술년)

다음 과일 또는 동물 이름을 ( )에 적어 보세요.

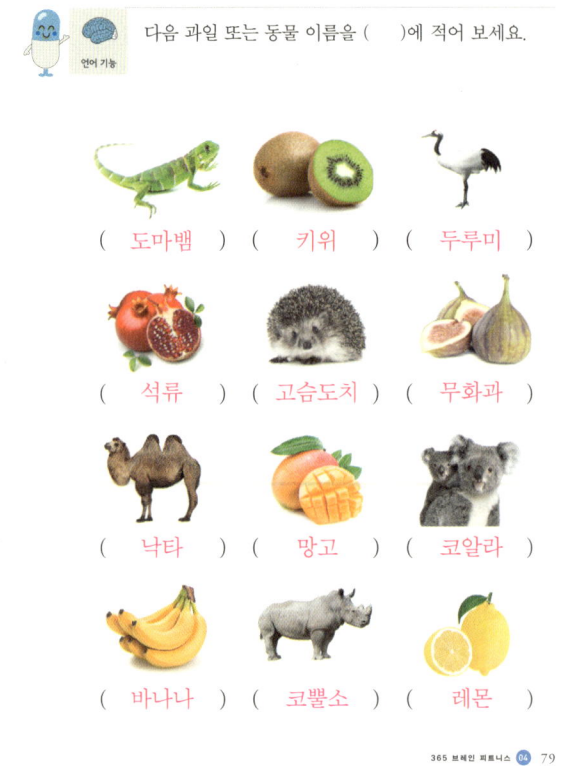

(도마뱀) (키위) (두루미)
(석류) (고슴도치) (무화과)
(낙타) (망고) (코알라)
(바나나) (코뿔소) (레몬)

20일 날짜: 년 월 일 요일 날씨:
시작 시각: 시 분 마친 시각: 시 분

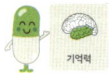 다음 단어 목록을 기억해 보려 합니다. 기억을 돕기 위해 오른쪽 빈칸에 그림을 그려 보세요. 마치 화가처럼 잘 그리려 애쓸 필요는 없습니다. 편하고 자유롭게 그려 보세요.

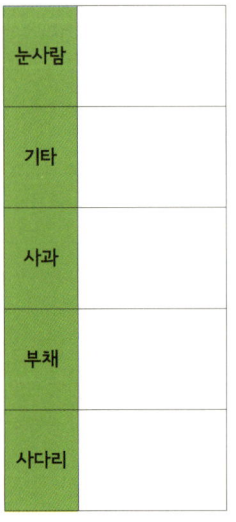

눈사람	
기타	
사과	
부채	
사다리	

왼쪽 그림과 똑같이 오른쪽에 색칠해 보세요.

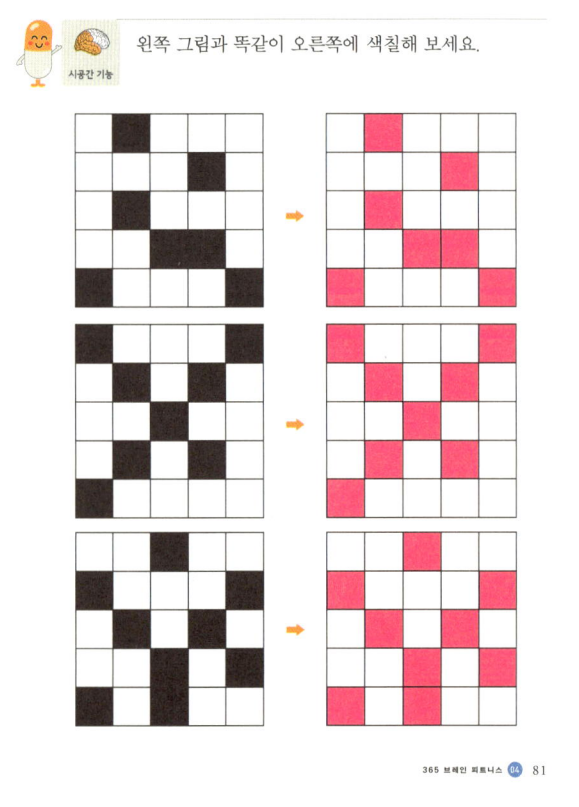

앞 장(80쪽)에서 그림을 그리며 기억했던 단어 목록을 왼쪽 빈칸에 적어 보세요. 앞서 그렸던 그림도 떠올리며 오른쪽 빈칸에 다시 한 번 그려보세요.

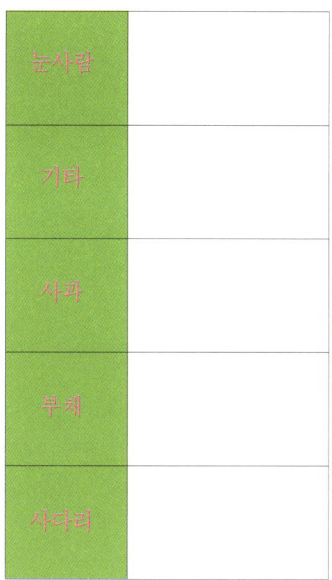

21일

날짜: 년 월 일 요일 날씨:
시작 시각: 시 분 마친 시각: 시 분

다음 문제를 풀어 보세요.

1. 빨간색 5는 모두 몇 개인가요? (31)
2. 2는 모두 몇 개인가요? (76)

다음 문제를 풀어 보세요.

1. 다음 자음을 이용해 만들 수 있는 두 글자 단어 10개를 적어 보세요.

보기 ㄱ ㄷ → 계단

ㅇ ㄹ → 오리 여름 어른
        이름 요리 어름
        알람 인류 유리
        올림

이 외의 단어도 규칙에 맞으면 정답입니다.

2. 다음 자음을 이용해 만들 수 있는 세 글자 단어 6개를 적어 보세요.

보기 ㄷ ㅈ ㄱ → 도자기

ㄱ ㅈ ㅁ → 가자미 거짓말
          고전미 거주민
          견직물 구조물

이 외의 단어도 규칙에 맞으면 정답입니다.

왼쪽 그림을 잘 보고 오른쪽에 똑같이 그려 보세요. 선이 지나는 점의 위치를 잘 확인하고 정확하게 그려 보세요.

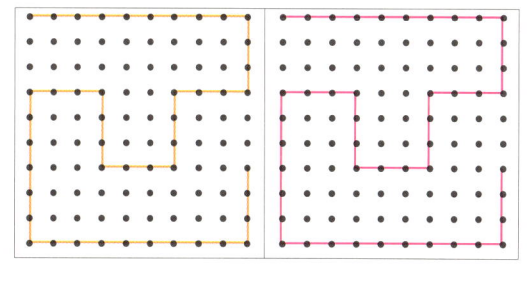
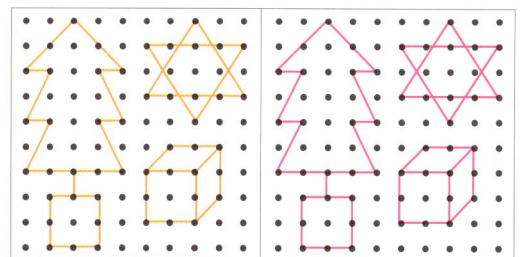

22일

날짜: ___년 ___월 ___일 ___요일 날씨: ___
시작 시각: ___시 ___분 마친 시각: ___시 ___분

기억력 서랍 속에 같은 종류의 물건을 나누어 담았습니다. 종류가 다른 것을 골라 ✕ 표시해 보세요. 그리고 각 서랍 안의 물건을 잘 기억해 두세요.

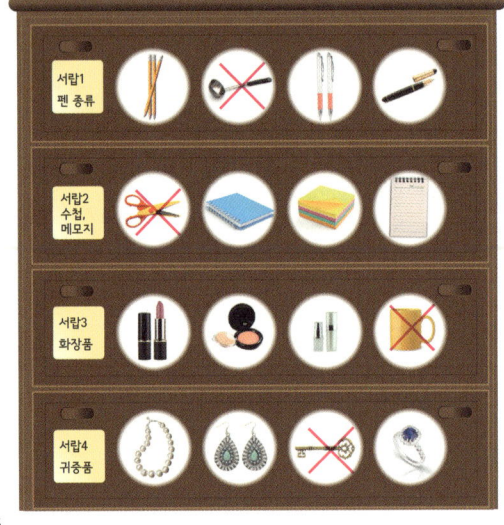

전두엽 기능 다음 문제를 풀어 보세요. 보기에서 골라 ( )에 답을 적어 보세요.

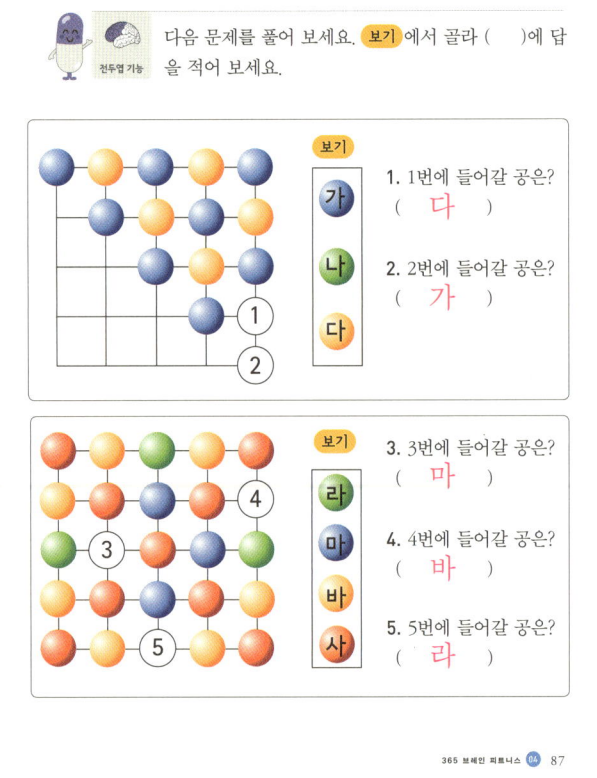

1. 1번에 들어갈 공은? (다)
2. 2번에 들어갈 공은? (가)
3. 3번에 들어갈 공은? (마)
4. 4번에 들어갈 공은? (바)
5. 5번에 들어갈 공은? (라)

기억력 앞 장(86쪽)에서 서랍 속에 물건을 기억하였습니다. 각 서랍 속에 실제 있었던 물건만 정확히 골라서 ○ 표시해 보세요.

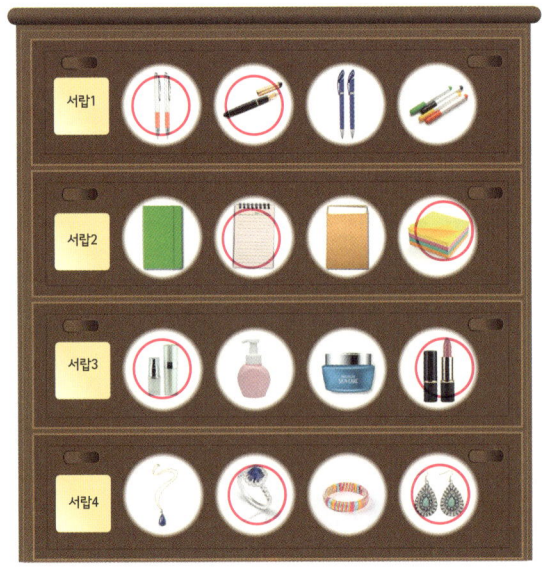

23일

날짜: ___년 ___월 ___일 ___요일 날씨: ___
시작 시각: ___시 ___분 마친 시각: ___시 ___분

언어 기능 다음 문제를 풀어 보세요.

1. 다음 중 어색한 문장은 몇 번인가요? (3)

   ① 손님, 카드와 영수증을 받아 가세요.
   ② 할아버지 여기에 목도리를 두고 가셨네요.
   ③ 불고기버거와 감자 튀김 세트가 나오셨습니다.
   ④ 관심과 사랑 감사합니다.

2. 다음 이야기를 읽고 종현 씨의 기분을 가장 잘 표현한 것은 몇 번인가요? (2)

   > 종현씨는 회사를 가기 위해 지하철을 탔습니다. 사람이 많아 틈을 비집고 겨우 지하철을 탔고, 내리는 문 앞에 서서 회사에 가서 해야 할 업무를 체크하기 위해 핸드폰을 보고 있었습니다. 다음 정류장에서 더 많은 사람들이 타기 시작했고, 종현 씨는 인파에 밀려 손에 들고 있던 핸드폰을 떨어트렸습니다. 많은 사람들 틈으로 핸드폰을 잡으려고 하였으나 쉽지 않아 계속 끙끙 거렸습니다. 결국 종현 씨는 내려야 할 정류장에서 내리지 못했고, 회사에도 지각하게 되었습니다.

   ① 기쁨 ② 화남 ③ 슬픔 ④ 놀람

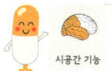 다음 도형들의 전개도가 어떤 것인지 찾아 (   )에 번호를 적어 보세요.

1. (**1**)
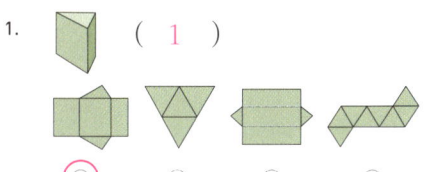

2. (**3**)

3. (**2**)
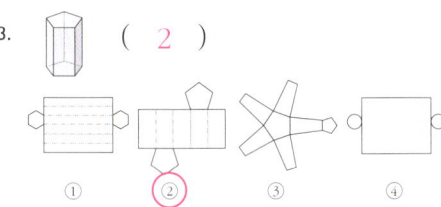

다음 글을 읽고 계산 문제를 풀어 보세요.

1. 선미는 마트에 가서 계란 3판을 샀습니다. 계란을 1판씩 카트에 넣다가 계란 2개가 깨졌습니다. 집에 가면서 옆집 할머니께 계란을 12개 드렸고, 집에 들어와 4개를 삶아 먹었습니다. 현재 남아 있는 계란은 총 몇 개일까요? (계란 한 판은 30개)
(**72**) 개

2. 하민이의 나이는 18살이고, 하진이의 나이는 13살입니다. 하민이의 할아버지는 하민이보다 47살 더 많고, 하진이의 할아버지는 하진이보다 50살 더 많습니다. 누구의 할아버지가 몇 살 더 많을까요?

(**하민이네 할아버지가 2살 더 많음**)

24일

날짜: 년   월   일   요일   날씨:
시작 시각: 시   분   마친 시각: 시   분

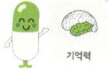 '숫자-물건 이름-동물 이름'이 짝을 이루고 있습니다. 잘 보고 기억해 두세요.

숫자	물건 이름	동물 이름
1	모자	거북이
3	그릇	돼지
5	라면	여우
7	운동화	고양이
9	초코릿	토끼

다음 주사위 가운데  모양을 찾아 ○ 표시해 보세요.

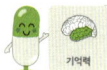 앞 장(92쪽)에서 기억한 '숫자-물건 이름-동물 이름'의 짝을 떠올리며 알맞게 연결해 보세요.

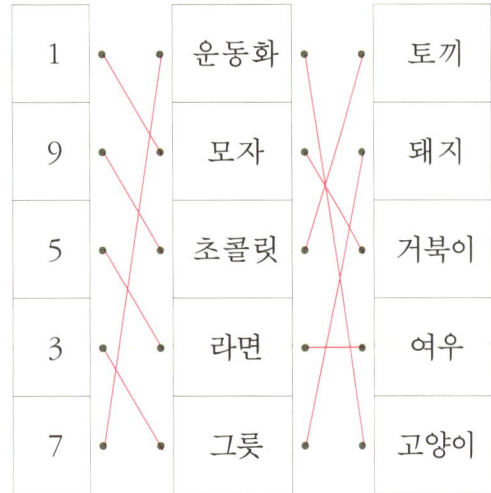

25일

날짜: 　년　월　일　요일　날씨:
시작 시각: 　시　분　마친 시각: 　시　분

다음 ( )에 알맞은 번호를 보기 에서 골라 적어 보세요.

보기
① 새록새록 ② 도둑 ③ 쏟아질 것 같았다 ④ 넓혀야겠다
⑤ 좀이 쑤신다 ⑥ 꿀맛 ⑦ 마음을 사로잡았다

1. 우리 집 강아지가 (②)이 창문을 깨고 들어오는 것을 보고 짖기 시작했다.
2. 그 가수는 매력적인 목소리를 가졌다. 그녀의 목소리는 우리의 (⑦).
3. 갑자기 정전이 되는 바람에 주변이 온통 어두워졌다. 밖으로 나갔더니 하늘에서 별들이 (③).
4. 미세먼지로 인해 주말동안 바깥 활동을 자제하라고 한다. 집에만 있으려니 (⑤).
5. 서랍을 정리하다 예전에 모아두었던 사진첩을 꺼내 보았다. 사진들을 보고 있자니 기억들이 (①) 났다.
6. 새해에는 공부를 하면서 식견을 (④).
7. 땀흘리고 먹는 밥맛이 (⑥)이지요.

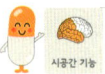 다음은 좌우가 대칭된 숫자를 찾는 문제입니다. 좌우가 대칭된 숫자란 이런 모양입니다.

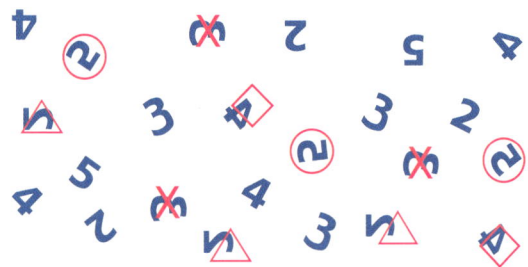

1. 좌우가 대칭된 5를 모두 찾아 ○ 표시해 보세요.
2. 좌우가 대칭된 2를 모두 찾아 △ 표시해 보세요.
3. 좌우가 대칭된 3을 모두 찾아 × 표시해 보세요.
4. 좌우가 대칭된 4를 모두 찾아 ◇ 보세요.

다음의 글을 읽고 "나는 누구"일 지 ( )에 적어 보세요.

1. 나는 바다에서 살아요. 등이 푸른 생선 가운데 대표 주자입니다. 소금에 절여서 만든 자반으로 많이 먹어요.
   (고등어)

2. 까도까도 계속 나온다고 할 때 나를 많이 비유합니다. 식재료로 많이 사용하며, 썰 때 사람들이 눈물을 많이 흘리는데 구우면 단맛이 납니다.
   (양파)

3. 바닷가에서 볼 수 있으며, 파도에 쓸려 다니며 소리를 냅니다. 여름에는 나를 이용해서 찜질하기도 합니다.
   (모래)

4. 나는 바다에 살지만 동물이에요. 알을 낳지 않고 새끼를 낳지요. 술을 많이 먹는 사람을 나에 비유를 많이 합니다.
   (고래)

5. 밥, 빵, 죽에 넣어 먹어요. 예로부터 붉은 색을 띄고 있어 악귀를 쫓는데 사용하기도 합니다.
   (팥)

26일

날짜: 년 월 일 요일 날씨:
시작 시각: 시 분 마친 시각: 시 분

다음 타일 모양을 잘 기억해 두세요. 위치와 모양 모두를 잘 기억하셔야 합니다.

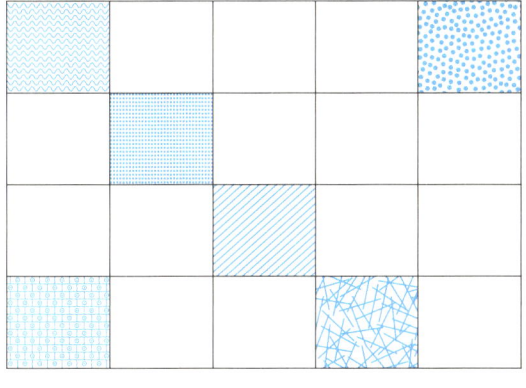

앞 장(98쪽)에서 기억한 내용을 떠올리며 해당 위치에 맞는 타일 번호를 적어 보세요.

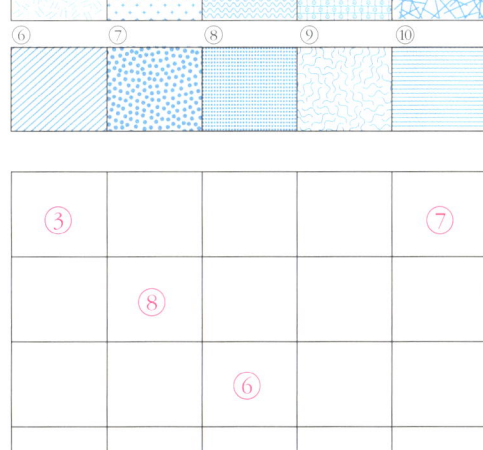

다음 그림에서 파란 숫자는 적혀진 숫자를 그대로 쓰고, 빨간 숫자는 개수를 세어서 적어 보세요.

1 1		3		4			6		3
1 1		3 3		4		5			3
	1	3 3			4		6		3
1		5		4		5		2	4
		4		2 2				5 5	3
1		4 4		2 2		6 6			
	1	4 4						5	
	1			4		5		6		3		2
2			3 3		4 4		5		2 2		3 3
2 2		3 3		4			5 5		22		3
	6		3		4		4			3
3				6					2
3 3 3		1 1 1		6 6 6 6		5 5		4		2 2
	5		3		6		5		1		2
		3		6		2		4			1 1
3		3				2 2		4 4		3 3		1 1
	3		2		3		4		3		5
6				1				3		2 2
				1			5 5		3 3		2
6			4		1		5			3		
	2		4		1		4		3		5

27일

날짜: 년 월 일 요일 날씨:
시작 시각: 시 분 마친 시각: 시 분

다음 나뭇잎 모양 중에서 왼쪽 잎은 파란색, 오른쪽 잎은 연두색인 나뭇잎은 모두 몇 개인가요? (23)개

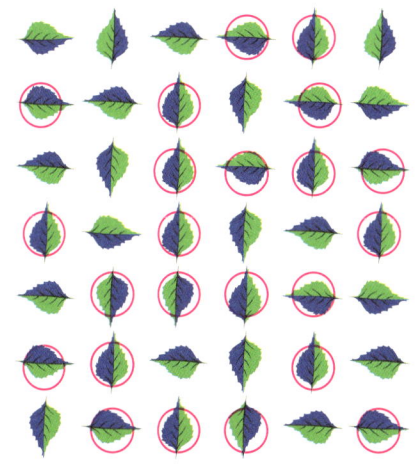

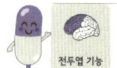 다음 도형을 잘 보면서 바로 앞의 도형과 모양이 똑같은 경우에만 ✕ 표시해 보세요.

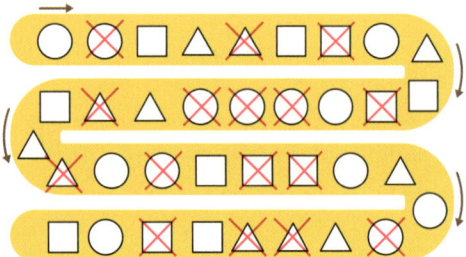

■ 다음 도형을 잘 보면서 2칸 앞의 도형과 모양이 똑같은 경우에만 ✕ 표시해 보세요.

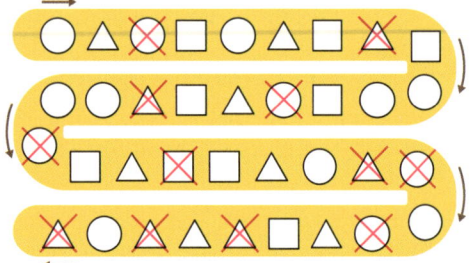

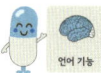 이름을 한번 지어 볼까요? '박'씨 성을 가진 남자아이의 이름을 생각나는 대로 만들어 보세요. 그리고 가장 마음에 드는 이름 하나를 골라 ○ 표시해 보세요.

박○○   박지성
       박현우
       박건하
       (박경원)
어떤 것이든 답이 될 수 있습니다.

■ '신'씨 성을 가진 여자아이의 이름을 생각나는 대로 만들어 보세요. 그리고 가장 마음에 드는 이름 하나를 골라 ○ 표시해 보세요.

신○○   신현주
       (신유리)
       신희수
       신수영
어떤 것이든 답이 될 수 있습니다.

28일

날짜: 년 월 일 요일 날씨:
시작 시각: 시 분   마친 시각: 시 분

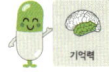 진영숙 씨는 현재 강남역 근처에 살고 있습니다. KTX 기차를 타러 서울역으로 가야 합니다. 지하철을 타고 강남역에서 서울역으로 갈 때, 가장 빠른 코스를 노선도 위에 표시해 보세요. 그리고 지나는 역의 이름을 아래에 적어 보세요.

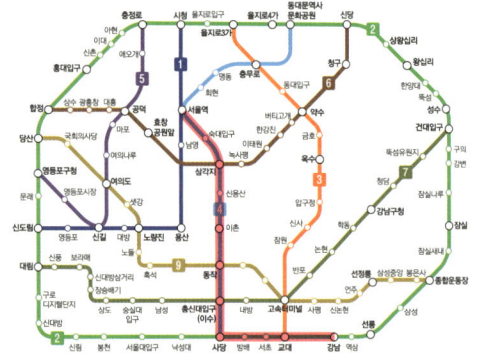

1.	2호선	강남역	4.	2호선	방배역	7.	4/9호선	동작역	10.	4호선	삼각지역
2.	2호선	교대역	5.	2/4호선	사당역	8.	4호선	이촌역	11.	4호선	숙대입구역
3.	2호선	서초역	6.	4/7호선	이수역	9.	4호선	신용산역	12.	4/1호선	서울역

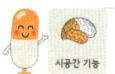 다음은 미로찾기 게임입니다. 출발지점에서부터 도착지점까지 빠져나갈 수 있는 길을 선으로 표시해 보세요.

1.
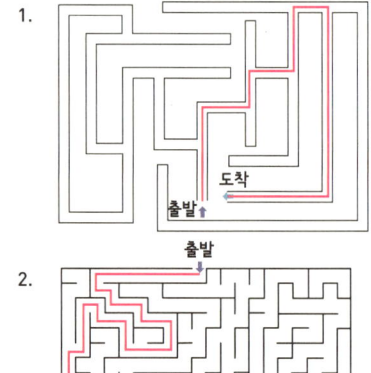

2.
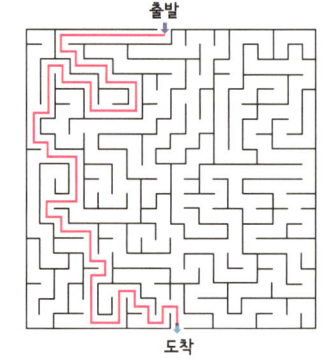

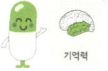 앞 장(104쪽)에서 진영숙 씨는 지하철을 타고 외출을 했습니다. 어느 역에서 어느 역으로 이동했는지 ( )에 적어보세요. 그리고 이동 경로를 지하철 지도 위에 표시해 보세요.

(강남역) ➡ (서울역)

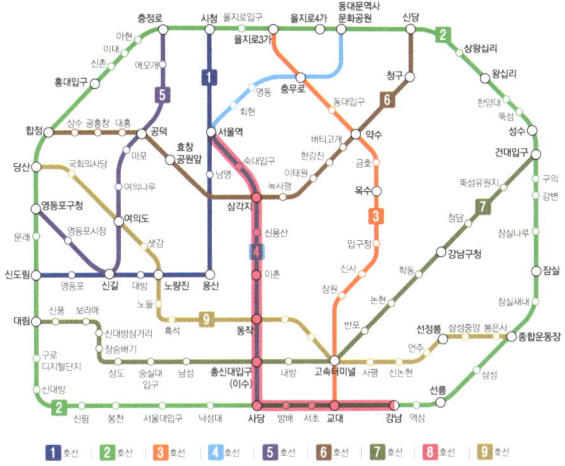

29일

보기와 같이 글자를 조합하여 올바른 단어로 완성해 보세요.

보기	모스스코	➡	코스모스
	크스아림이	➡	아이스크림
	버아할지	➡	할아버지
	토스랑레	➡	레스토랑
	수지도꼭	➡	수도꼭지
	올바린이	➡	바이올린
	수이풍장뎅	➡	장수풍뎅이
	위위보바가	➡	가위바위보

 아름이네 빵집에서는 빵과 케이크가 만들어지면 자동적으로 받을 수 있도록 되어 있습니다. 규칙대로 빵과 케이크가 손님에게 나가게 되지요. ○에 들어갈 빵과 케이크를 보기에서 골라 번호를 적어 보세요.

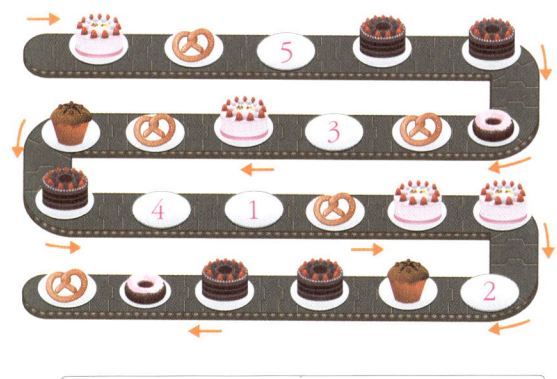

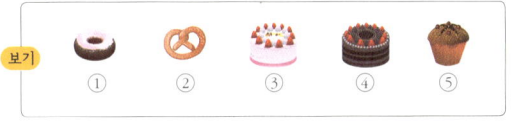

 다음 그림을 예쁘게 색칠해 볼까요? 보기가 제시한 색으로 색칠해 보세요.

보기	1번 : 노랑색	3번 : 갈색	5번 : 초록색
	2번 : 하늘색	4번 : 빨강색	6번 : 파랑색

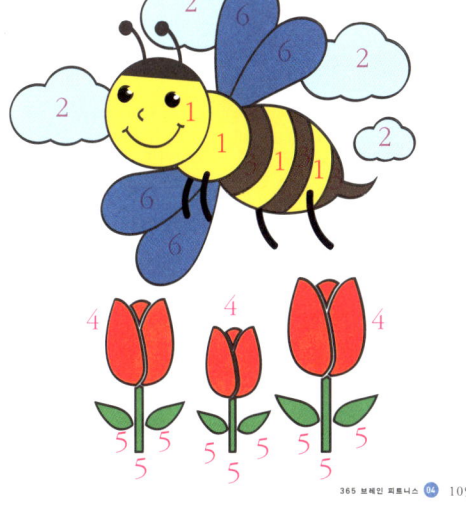

30일

날짜: ___ 년 ___ 월 ___ 일 ___ 요일 날씨: ___
시작 시각: ___ 시 ___ 분   마친 시각: ___ 시 ___ 분

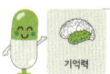 다음은 아라네 가족에 대한 설명입니다. 설명과 가계도 그림을 잘 기억해 두세요.

> 아라는 7살 유치원생입니다. 아라네 가족은 아빠, 엄마, 남동생이 있습니다. 아라의 아빠는 은행원이고, 엄마는 학교 선생님이십니다. 친할아버지와 친할머니는 시골에서 농사를 지으며 살고 계시고, 외할아버지와 외할머니는 아라네 옆 동네에 살고 계십니다. 아라는 남동생과 함께 일주일에 한 번씩 피아노 선생님인 이모 집에 가서 피아노를 배우고 있습니다. 얼마 전 큰아빠가 피아노를 사주신다고 해서 아라는 날아갈 듯이 기뻤습니다.

우리 가족 가계도

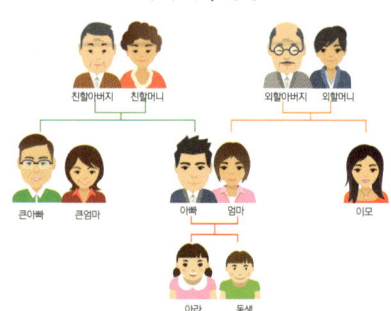

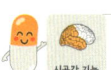 다음 버스 좌석표를 보고 문제를 풀어 보세요.

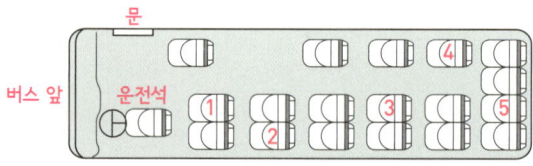

1. 박옥남 할머니의 자리는 운전석 뒤에서 네 번째 통로자리 입니다. 박옥남 할머니는 몇 번에 앉았을까요?
   (**3**)

2. 홍순철 할아버지의 자리는 박옥남 할머니 자리에서 통로 건너편 한 칸 뒷자리입니다. 홍순철 할아버지는 몇 번에 앉았을까요? (**4**)

3. 박옥남 할머니는 멀미가 나서 자리를 옮기려 합니다. 자신의 자리에서 1번 자리로 가려면 어느 방향으로 몇 칸을 움직여야 할까요? (**4**)
   ① 뒤로 2칸   ② 앞으로 1칸
   ③ 뒤로 1칸   ④ 앞으로 3칸 ⃝

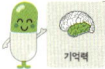 앞 장(110쪽)에서 아라네 가족 이야기의 기억을 잘 떠올리며 다음 문제를 풀어 보세요.

1. 아라와 아라의 가족에 대한 설명으로 틀린 것은 몇 번인가요? (**2**)
   ① 아라는 7살 유치원생입니다
   ②⃝ 아라의 친할아버지는 아라네 옆 동네에 삽니다
   ③ 아라의 엄마는 학교 선생님입니다
   ④ 아라는 이모에게 피아노를 배웁니다

2. 아라의 가족에 대한 설명에서 등장하지 않은 가족은 누구인가요? (**4**)
   ① 외할머니   ② 큰아빠   ③ 남동생   ④⃝ 큰엄마

3. 다음 가계도 그림에서 아라와 어떤 관계인지 (   )에 적어 보세요.

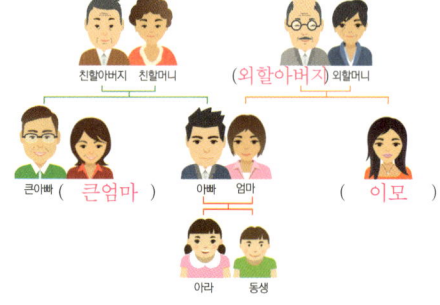

친할아버지 친할머니   (**외할아버지**) 외할머니
큰아빠 (**큰엄마**)   아빠 엄마   (**이모**)
아라 동생

매일매일 뇌의 근력을 키우는 치매 예방 문제집
365 브레인 피트니스 ④

초판 1쇄 펴낸날 | 2018년 7월 31일
초판 2쇄 펴낸날 | 2022년 7월 25일
지은이 | 박흥석·안이서·이혜미
펴낸이 | 유은실
펴낸곳 | 허원미디어

주소 | 서울시 종로구 필운대로7길 19(옥인동)
대표전화 | (02) 766-9273
팩시밀리 | (02) 766-9272
홈페이지 | http://cafe.naver.com/herwonbooks
출판등록 | 2005년 12월 2일 제300-2005-204호

© 박흥석·안이서·이혜미 2018

ISBN 978-89-92162-74-6 14510(세트)
　　　 978-89-92162-78-4 14510

값 12,000원

이 도서의 국립중앙도서관 출판예정도서목록(CIP)은 서지정보유통지원시스템 홈페이지
(http://seoji.nl.go.kr)와 국가자료공동목록시스템(http://www.nl.go.kr/kolisnet)에서
이용하실 수 있습니다.(CIP제어번호: CIP2018023355)

* 잘못 만들어진 책은 구입하신 곳에서 교환해 드립니다.
* 이 책 내용의 일부 또는 전부를 재사용하려면 반드시 도서출판 허원미디어의 동의를 얻어야 하며 무단복제와 전재를 금합니다.